# MANUEL THÉORIQUE ET PRATIQUE DES GARDES-MALADES.

## *Ouvrages sous presse, pour paraître incessamment.*

*Le nouveau Géographe manuel*, ou Description de tous les pays du monde, leur qualité, leur climat, le caractère des habitants, etc., etc.; suivi d'un itinéraire des routes de France, le change et les monnaies étrangères évaluées en francs et centimes, etc.; par M. *Verneur*. 1 gros vol. in-18, orné de 7 jolies cartes.

*Manuel Biographique*, ou Dictionnaire historique universel abrégé des grands hommes, depuis les temps les plus reculés jusqu'à nos jours, composé sur le plan du Dictionnaire de la fable de Chompré; par M. *Jacquelin*. 1 gros vol. in-18.

*Manuel complet théorique et pratique du jardinier*, ou l'Art de cultiver toutes sortes de jardins; ouvrage divisé en deux parties : la première contiendra la culture des jardins potagers et fruitiers, et la seconde la culture des fleurs, et tout ce qui a rapport aux jardins d'agrément; par M. *Bailly*, élève de M. Thouin. 2 gros vol. in-18, ornés de figures.

*Manuel Encyclopédique*, ou nouvel Abrégé des sciences et des arts, par M. *Duval*. 1 vol. in-18, orné de cartes et gravures.

*Œuvres Poétiques* de *Boileau*, nouvelle édition; accompagnées de notes faites sur Boileau, par les commentateurs ou littérateurs les plus distingués, Laharpe, Marmontel, Lebrun, Daunou, etc., etc.; de tous les passages que l'auteur français a imités des auteurs grecs et latins; et d'un index complet de tous les mots employés par Boileau; par *J. Planche*, professeur de rhétorique au collège royal de Bourbon. 1 gros vol. in-12.

# MANUEL
## THÉORIQUE ET PRATIQUE
DES
# GARDES-MALADES,
## ET DES PERSONNES QUI VEULENT SE SOIGNER ELLES-MÊMES,
OU
# L'AMI DE LA SANTÉ;

Contenant un exposé clair et précis des soins à donner aux malades de tout genre, des attentions à apporter dans les maladies de toute espèce, la manière de gouverner les femmes pendant leurs couches, les enfants au moment de la naissance, et généralement ce qu'il importe le plus de connaître à tous ceux qui veulent se livrer au soulagement de l'humanité souffrante.

OUVRAGE UTILE A TOUTES LES MÈRES DE FAMILLE, AUX CURÉS, AUX CHEFS D'INSTITUTIONS, ETC.

PAR J. MORIN,

Docteur en Médecine de la Faculté de Paris, membre de la Société médicale d'émulation, associé étranger de celle de Louvain.

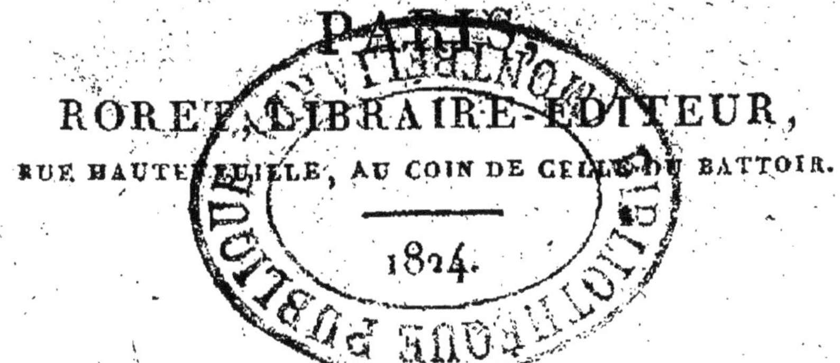

PARIS,

RORET, LIBRAIRE-ÉDITEUR,

RUE HAUTEFEUILLE, AU COIN DE CELLE DU BATTOIR.

1824.

DE L'IMPRIMERIE DE J.-M. EBERHART,
RUE DU FOIN S.-JACQUES, N° 12.

# AVANT-PROPOS.

En publiant ce Manuel des Gardes-Malades, nous ne devons pas dissimuler que beaucoup de Médecins nationaux et étrangers, tous recommandables par leur philanthropie et par des motifs aussi louables que peuvent être les nôtres, se sont occupés spécialement du même objet. Nous conviendrons en même temps que les détails dans les soins à donner aux malades, ainsi que les attentions qu'ils exigent, ont été souvent le but qu'ils s'étaient proposé dans leurs méditations et leurs recherches; que plusieurs d'entr'eux en ont fait des traités particuliers; que d'autres enfin les ont consignés dans des ouvrages actuellement aussi rares que recherchés.

C'est même en grande partie d'après ces considérations, qu'il nous sera permis de prévenir ceux qui pourront consulter notre Manuel, que nous sommes bien loin de vouloir les imiter ; que dans cette circonstance nous chercherons, autant qu'il nous sera possible, à nous mettre à la portée du plus grand nombre, surtout à celle des femmes qui se destinent aux fonctions pénibles de Gardes-Malades. Nous ferons tout ce qui dépendra de nous, pour renfermer dans le cadre étroit que nous nous sommes tracé, la manière dont elles doivent gouverner secondairement et d'après l'avis du médecin consulté, une maladie légère comme une affection grave, tout ce qui est de rigueur pour elles, comme ce qui peut être indifférent; en un mot, nous entrerons dans des détails suffisants, pour qu'elles sachent aussi bien que possible, soigner tout individu qui pourrait leur être confié, soit que la maladie n'ait plus qu'à suivre la marche tracée par la nature lors de son invasion, soit qu'il faille apporter de la persévérance d'après le caractère qu'elle aura pris pendant son cours, soit enfin dans les périodes qu'elle pourrait avoir encore à parcourir pendant la convalescence.

Puissions-nous ne plus avoir à nous attrister, comme il n'arrive que trop souvent dans la pratique médicale, sur les erreurs involontaires, toujours plus ou moins graves, imprudemment commises, par tant d'individus qui, par zèle, ou pour parvenir à un mieux imaginaire et souvent mal entendu, dépassent sans y attacher la moindre importance, les limites de leurs attributions.

C'est en parcourant ce qui a été écrit sur cette matière et entr'autres l'ouvrage de M. Carere, intitulé *Manuel pour le service des Malades, ou précis des connaissances nécessaires aux personnes chargées du soin des Malades, femmes en couche, enfants nouveau nés, etc., etc.*, qu'il nous a été démontré combien nous pourrions encore être utiles en suivant à peu près le même plan pour ajouter aux préceptes qu'il donne, tous les moyens et tous les procédés qui se trouvent être actuellement le résultat obligé des connaissances acquises et des progrès de l'art depuis l'année 1788, époque où la troisieme édition parut.

Que notre Manuel soit lu par la jeune fille dont le père accablé par l'âge, se trouve déjà courbé sous le poids de quelque infirmité, ou près de fléchir par suite d'une longue maladie; tâchons de la guider dans la continuité des soins tendres et affectueux qu'elle lui prodigue pour le soulager; que le bien-être qu'elle lui aura procuré, soit en même temps sa plus douce satisfaction.

Qu'il soit lu par la bienveillante et douce compagne de l'homme laborieux, qui s'est exposé à toutes les rigueurs, à tous les risques d'une maladie aiguë, soit par des travaux pénibles et trop long-temps continués, soit en s'exposant aux ardeurs d'un soleil brûlant pendant des jours entiers, travaux que sa faiblesse et les soins domestiques ne lui permettaient pas de partager;

Par la bonne et tendre mère d'une famille plus ou moins nombreuse et intéressante, inquiète de trouver des moyens de soulagement pour ses enfants surpris par une épidémie, ou par toute autre cause qu'elle n'a pas pu prévoir; quel plaisir pour elle de pouvoir au moins calmer, si elle n'arrête pas sur le champ l'affection morbide qui fait le tourment de ses plus tendres sollicitudes;

Par tous les êtres compâtissants, dont le cœur généreux, susceptible encore de plus douces émotions; ne cherche que l'occasion favorable pour tendre la main et porter partout des secours aussi bénévoles qu'ils sont désintéressés, à l'humanité souffrante.

Qu'il puisse enfin être médité par vous principalement, femmes courageuses, qui par état et pour un léger salaire, vous dévouez entièrement au service continuel des malades, qui résistez à toutes les peines corporelles, qui bravez les privations en luttant contre l'insomnie, souvent même en vous exposant à toutes les contagions : c'est pour vous que nous publions ce livre; puissent toutes les personnes à qui nous le destinons, y rencontrer quelques moyens de diminuer la douleur, la soulager, lorsqu'il serait impossible de la faire cesser. Notre but sera rempli, et cela seul suffirait pour notre récompense.

---

## NOTE DU RÉDACTEUR.

Autant pour rendre hommage à la vérité, que pour lui donner un nouveau témoignage de notre reconnaissance, nous devons avouer que ce Manuel a été rédigé plutôt d'après les entretiens particuliers, et les notes prises dans les leçons publiques du professeur Chaussier, que d'après les observations que nous aurions pu recueillir depuis ce temps dans le cours de notre pratique journalière.

# MANUEL

DES

# GARDES-MALADES.

## CHAPITRE I.

*Notions préliminaires utiles aux gardes-malades.*

Toute personne qui, par un motif quel qu'il soit, voudra secourir momentanément un malade, et surtout celles qui, par état, seraient appelées auprès de lui, pour veiller continuellement à l'emploi des moyens qui lui sont conseillés, dans l'intention de le soulager, ou de le ramener à la santé, ne doivent jamais perdre de vue :

1° Que parmi les nombreux détails dont se composent ces mêmes moyens qui sont ou peuvent être d'une utilité généralement reconnue pendant tout le cours d'une maladie, il faut toujours choisir ceux dont les avantages ont été particulièrement sentis par ceux qui en ont éprouvé le besoin, et qui les ont mis le plus souvent en pratique;

Que pour obtenir *la guérison*, il ne suffit pas que le médecin fasse ce qu'il doit faire mais encore le malade, surtout ceux qui le soignent et l'approchent ( c'est-à-dire les gardes ), comme toutes choses externes doivent encore y concourir par une bonne disposition.

D'ailleurs comme jamais il n'y a eu de remèdes véritablement spécifiques pour guérir telle ou telle maladie, qu'il faut toujours saisir le moment et l'occasion d'administrer ce qui peut être utile au malade, à des doses et sous des formes reconnues les meilleures par l'expérience de ceux qui en ont fait leur occupation principale, c'est cet à-propos que l'on désigne ordinairement sous le nom de méthode curative, propre à guérir, renfermant elle-même aussi la méthode de bien soigner, et de bien garder ce même malade.

Mais comme, dans l'état le plus ordinaire de la vie, tout ce qui nous environne est presque toujours calculé sur la bonne santé, ou se trouve le plus souvent aussi sans avoir la moindre expérience, si l'on vient à éprouver la plus légère incommodité : c'est pourquoi nous publions ce Manuel, après l'avoir médité; toute personne avec un peu d'intelligence, et pour peu qu'elle soit susceptible de réfléchir, n'aura plus à hésiter sur le choix des premiers secours à donner; toute garde un peu active et vigilante connaîtra les soins qu'elle doit administrer à tous ceux près de qui elle aura pu être appelée. Certaine autant qu'assurée de ne rien conseiller qui puisse être ou devenir nuisible, elle pourra alors beaucoup mieux attendre les avis d'un médecin que la distance des lieux, ou toute autre circonstance quelquefois très-indépendante de la volonté, empêche d'arriver aussi promptement qu'il serait urgent de le faire.

Elle devra donc en conséquence commencer par se procurer de l'eau pour en imbiber un linge ou bien une éponge afin de laver les pieds et les jambes au malade; elle la prendra tiède ou chaude en hiver, froide pendant la belle saison; elle pourra y ajouter en quelque temps que ce soit une cuillerée à bouche, d'eau de Cologne, de lavande ou d'eau de vie par tasse; elle aura soin de les bien essuyer, et de suite après faire mettre le malade dans son lit. Qu'elle se garde bien d'avoir recours à ces grands bains de pieds très-chauds, continués pendant un temps plus ou moins long, comme cela n'arrive que trop souvent, surtout lorsqu'il existe une forte douleur à la tête avec pesanteur, et tintements dans les oreilles; qu'elle ne se permette jamais d'ajouter dans l'eau chaude du sel, du savon, de la moutarde, etc., à moins que cela ne soit spécialement ordonné par le médecin.

Elle veillera à faire changer de suite tout le linge, le gilet de flanelle si le malade en a l'habitude; elle aura d'avance disposé le lit de manière à ce qu'il ne soit pas trop chargé sous le poids des couvertures; enfin quelque temps après qu'il aura été couché, elle commencera par lui donner à boire, à des intervalles plus ou moins éloignés suivant que la soif pourra le tourmenter. du bouillon gras même coupé si elle en a, et si par hasard elle s'en trouvait dépourvue, tout en prenant les précautions nécessaires pour en avoir le plus tôt possible, elle aurait recours à quelques-unes des infusions extemporanées qui se trouvent indiquées plus bas... Elle aura soin surtout de ne donner aucune des boissons dont elle aurait fait choix, et à qui elle pourrait accorder la préférence, trop chaudes, mais bien tièdes par petites tasses seulement, car gorger l'estomac trop vite est toujours dangereux. Ici le grand précepte consiste en deux mots, user et ne pas abuser.

En faisant, par ces premiers moyens sagement combinés, tout ce qui pourra dépendre d'elle, pour gagner la confiance, qu'elle essaie en même temps ce qui sera le plus convenable pour inspirer la résignation aux évènements futurs dans la maladie; qu'elle cherche à procurer le calme et la fermeté d'ame, qu'elle éloigne autant que possible tout ce qui peut affecter d'une manière plus ou moins sensible, agréable ou désagréable, qu'elle mette la plus grande patience à écouter les plaintes de celui qui souffre auprès d'elle, la plus grande douceur et de la discrétion dans les questions qu'elle pourrait avoir à faire, de la complaisance surtout à accorder une multitude de petits moyens qui pourraient être demandés et même exigés d'elle pour se procurer un peu de soulagement.

Que si la maladie après un temps plus ou moins long vient à prendre un caractère décidé, si elle vient à suivre une marche bien déterminée, alors la garde doit exécuter ponctuellement tout ce qui lui sera prescrit par le médecin ; qu'elle ne change rien à ses ordonnances ; point de réflexions de sa part, mais l'ordre, l'arrangement, la plus grande propreté doivent exister dans tous les ustensiles, dans tous les vases, les fioles, caraffes qui seront placés le plus près d'elle qu'il sera possible, et toujours à sa portée, soit pour conserver les médicaments internes nécessaires et prescrits à des époques qu'elle ne doit jamais oublier, soit pour entretenir dans un état de chaleur permanent toutes les boissons qu'elle pourrait avoir à faire prendre.

Il est surtout nécessaire qu'elle sache bien

que la plupart des indispositions ne surviennent qu'après des écarts de régime, que la plupart des maladies ne prennent un caractère fâcheux qu'à la suite d'excès commis dans le boire et le manger; tel sera donc le motif pour lequel elle ne devra rien permettre au malade de tout ce qui pourrait être difficile à digérer : elle écartera de lui tous les aliments gras, huileux, la pâtisserie quelle qu'elle soit, le beurre, le laitage, le poisson, la friture, surtout toutes les espèces de fromage, les œufs frais, toutes les plantes légumineuses, les farineux; elle n'accordera donc rien de toutes les substances alimentaires qui soient à même de troubler les fonctions de l'estomac, de rendre la digestion pénible, laborieuse, plus ou moins difficile, après toutes les viandes, principalement celles qui sont tendres, celles des jeunes animaux comme préférables lorsqu'elles auront été bouillies, grillées, ou rôties, après les compotes de fruits cuits avec moitié sucre; elle ne devra plus s'en rapporter qu'à l'ordonnance du médecin qui voit habituellement le malade.

Avec l'attention fixée sur tout ce qui pourra survenir de plus remarquable, elle observera bien ce qui lui paraîtra le plus intéressant afin de pouvoir en rendre compte et répondre aux différentes questions qui lui seront faites lors de la visite; qu'elle le fasse avec discrétion, avec réserve, qu'elle ne cherche donc pas à augmenter ou diminuer en aucune manière ce qui aura pu la frapper davantage.

Si la gravité de la maladie, ou toute autre circonstance indépendante de sa volonté, exigeaient d'elle qu'elle passât plusieurs nuits de suite, qu'elle ne se fie pas trop à ses forces physiques, encore moins à ses habitudes : au bout d'un certain temps le sommeil devient pour elle d'une nécessité absolue; qu'elle se fasse donc remplacer pendant quelques heures du jour, afin qu'elle puisse reposer, et se trouver à même de pouvoir continuer la tâche et les fonctions pénibles qu'elle aura entreprises.

Comme elle doit se trouver au-dessus de toute espèce de répugnance, qu'il nous suffira donc de lui recommander la plus grande propreté, elle devra toujours se débarrasser le plus promptement possible des déjections alvines, ou autres excrétions habituelles; car outre la puanteur qu'elles contractent lorsqu'on les laisse séjourner un certain temps dans des vases plus ou moins bien fermés, la mauvaise odeur qu'elles répandent dans une chambre close peut devenir extrêmement dangereuse; elles deviennent autant de foyers de contagion et d'infection particulières qu'il est toujours important d'éloigner le plus tôt possible. Il est inutile de recommander aux gardes-malades de se nourrir d'une manière convenable, cependant il faut leur dire encore qu'elles soient sobres, tempérantes, qu'elles ne fassent point excès de rien, qu'elles ne fassent point usage, encore moins d'abus, de liqueurs fortes.

Comme nous sommes persuadés d'avance que de tout ce qui vient d'être exposé, dans ces notions préliminaires, il en résultera le plus grand avantage pour les malades comme pour ceux qui les soignent, nous passerons à la préparation des substances alimentaires.

## CHAPITRE II.

### *De la préparation des substances alimentaires qui conviennent aux malades.*

Quel que puisse être l'instant où l'on appelle une garde pour rester auprès d'un malade et lui donner des soins, la première chose dont elle doive s'occuper c'est de lui préparer du bouillon; le plus ordinairement les médecins le prescrivent de quatre espèces différentes, avec le bœuf, le veau, le poulet, enfin avec les plantes potagères.

Nous allons successivement lui indiquer les meilleurs procédés pour les bien faire.

### *Bouillon avec le bœuf.*

Faire écumer à une chaleur douce et modérée, pour laisser bouillir à petit feu et sans aucune interruption pendant huit, ou tout au moins six heures de suite, dans trois pintes d'eau ordinaire.

Chair de bœuf. . .trois livres; après qu'il est écumé ajoutez sel marin, légumes et aromates suivant le goût du malade, ou la prescription du médecin...quantité suffisante.

Tirez du feu, laissez refroidir et passez dans un linge un peu gros, ou mieux encore dans un tamis, pour donner au besoin.

Le plus souvent, pour le rendre plus ou moins nourrissant, on y ajoute une volaille entière, quelquefois la moitié seulement, ou bien encore un morceau de veau, et même de mouton; mais il ne faut le faire que deux heures avant de retirer le pot de devant le feu, et avoir toujours soin de remplir avec de l'eau chaude, ou bien mieux encore avec le bouillon qu'on aura retiré pour y faire entrer ce qu'on a ajouté.

### *Bouillon de veau.*

Faire bouillir dans une pinte et demie d'eau ordinaire...maigre ou jarret de veau.. demi-livre...après deux ou trois heures au plus, tirez du feu et y ajoutez suivant la prescription, mais pour laisser infuser seulement jusqu'à ce que le tout soit parfaitement refroidi, laitue, chicorée, oseille, poirée, de chaque une poignée, cerfeuil, une pincée.

Passez et y ajoutez du sel, mais en petite quantité, seulement pour en diminuer la fadeur.

Quelquefois on y mêle, avant de le tirer du feu, une douzaine ou deux d'écrevisses pilées : elles servent alors à le rendre encore un peu plus adoucissant; on peut même en faire une boisson habituelle dans les contrées où les écrevisses sont communes.

Pour servir dans quelques cas de chaleur à la poitrine ou d'irritation dans le bas ventre.

*Bouillon de poulet.*

Dans une pinte et demie d'eau faire bouillir un poulet maigre jusqu'à ce qu'il approche de sa cuisson.

Suivant la prescription souvent on y ajoute des plantes potagères comme dans le bouillon de veau, quelquefois une poignée ou deux de chicorée blanche, ou de scarole seulement, ou bien encore mieux une demi-once d'amandes douces privées de leurs écorces et écrasées, pour servir de boisson ordinaire dans quelques cas de chaleur et d'irritation à la gorge, la poitrine, ou le bas ventre.

*Bouillon avec les plantes potagères, vulgairement appelé bouillon aux herbes.*

Après avoir proportioné la quantité des plantes dont il doit être composé d'après la prescription du médecin, à la quantité d'eau nécessaire pour faire le bouillon que doit prendre le malade; épluchez et coupez menues les plantes potagères, jetez-les dans le pot lorsque l'eau sera prête à bouillir; au bout d'un quart d'heure, ou d'une demi-heure au plus, retirez du feu, passez, tirez à clair et y ajoutez du beurre quantité suffisante, un peu de sel.

Pour donner par demi-tasse, ou par tasse plus ou moins rapprochées suivant le besoin et surtout dans le moment d'une purgation.

Comme le plus souvent cette espèce de bouillon produit des tiraillements d'estomac qui fatiguent beaucoup ceux qui en font usage, il sera toujours bien mieux de le préparer avec la chair des jeunes animaux, comme nous l'avons dit tout-à-l'heure.

Quoique souvent on les ait désignés sous le titre de *bouillons végétaux*, nous ne voulons pas ici considérer comme tels les produits obtenus par la décoction du pain, du riz, du gruau d'orge, d'avoine, de blé de turquie ou autres plantes céréales. On peut recourir aux articles qui les concernent.

Nous nous contenterons de dire ici quelque chose seulement des bouillons préparés, avec les grenouilles, le poisson, les limaçons, le mou de veau et les écrevisses, laissons aux charlatans et aux empiriques leur préparation plus ou moins mystérieuse et ceux qu'ils prescrivent avec les souris, les vipères et avec les tortues.

### *Bouillon de grenouilles.*

Faire bouillir pendant deux heures au moins dans suffisante quantité d'eau ordinaire trente, quarante ou cinquante cuisses de ces animaux avec leurs pattes de derrière; tirez du feu et avant le refroidissement ajoutez du sel et les plantes potagères qui auront été prescrites, passez et tirez à clair pour servir au besoin.

Ce bouillon diffère très-peu de celui de veau, ou de poulet un peu étendu avec de l'eau; on les emploie dans les mêmes circonstances.

*Bouillon de poisson.*

Prendre du poisson blanc, le couper en morceaux plus ou moins gros, le faire bouillir pendant deux ou trois heures dans suffisante quantité d'eau avec du sel, du beurre et des plantes potagères, passer et tirer à clair, y ajouter ensuite un peu de farine ordinaire que l'on fait roussir auparavant et qu'on passe à l'étamine pour lui donner de la consistance.

On le prépare encore de la manière suivante : — faire cuire depuis le suintement jusqu'à ce qu'ils soient roux, dans une casserole, du céleri, des navets, des oignons, des carottes avec du beurre, quantité suffisante; lorsque le tout est cuit on y ajoute le poisson coupé; une heure après on y mêle une purée quelconque, pour le tirer à clair et le conserver. On le donne à ceux qui veulent suivre ponctuellement les préceptes de l'Église en ne prenant rien de gras pendant les jours d'abstinence.

*Bouillon avec les limaçons.*

Prendre vingt, trente, ou quarante colimaçons, casser leurs coquilles, les faire dégorger, puis ensuite bouillir jusqu'à la cuisson complète dans de l'eau ordinaire, quantité suffisante, pour qu'après avoir laissé le tout se réduire à moitié il en reste assez pour l'usage; ajoutez du sel et des plantes potagères.

*Bouillon de mou de veau.*

Absolument semblable à celui de veau; au lieu de prendre tout autre morceau, on ne fait bouillir que les poumons.

*Bouillon d'écrevisses.*

Avec du bœuf, du veau, une volaille, ajoutez vingt, trente, quarante et même cinquante écrevisses suivant qu'elles sont plus ou moins grosses; après les avoir fait cuire à part et pilées dans un mortier, faire du tout un bouillon plus ou moins consistant et aromatisé, passer le tout au tamis et conserver pour l'usage comme il est mentionné plus haut.

## §. II.

## CONSOMMÉS.

Pour faire le consommé, ou bouillon succulent, c'est-à-dire beaucoup plus chargé du suc des viandes,

Prendre une vieille volaille bien dégraissée, tranche de bœuf une livre, autant de jarret de veau, mouton et rouelle de veau de chaque une livre, faire cuire le tout à un feu doux dans six pintes d'eau, en ayant soin d'écumer lorsque ces viandes paraissent épuisées, passer et exprimer fortement, laisser reposer le bouillon, enlever la graisse, remettre le tout sur le feu avec des blancs d'œufs... Après une première ébullition verser huit onces de bon vin blanc et exprimer le suc de deux citrons, passer au tamis et continuer de réduire plus ou moins.

Si l'on veut pousser plus loin l'évaporation jusqu'à ce qu'une goutte de ce bouillon consommé prenne la consistance tremblante, on obtient en le mettant sécher dans des vases ou des moules graissés d'avance des tablettes de bouillon qui peuvent se conserver très-long-temps pourvu qu'on les tienne à l'abri de l'humidité et des insectes; on les fait sécher entièrement dans une étuve, ou tout autre endroit chauffé à une température un peu élevée.

Pour s'en servir et le donner à un malade il est inutile de pousser l'évaporation jusqu'à siccité, il suffit de garder ce consommé en gelée et d'en ajouter par cuillerées dans le bouillon ordinaire en quantité proportionnée au besoin de nourriture et aux facultés digestives et d'après la prescription du médecin.

*Variété de consommés vulgairement appelés coulis.*

1°. Faire bouillir ou rôtir de jeunes volailles, en séparer toute la chair musculaire après l'avoir coupée menue, placer sur un feu très-doux avec addition d'une suffisante quantité de bouillon ordinaire, continuer l'ébullition jusqu'à ce que le tout ait acquis la consistance d'une pâte homogène qu'on aromatise suivant le goût du malade.

2°. Triturer dans un mortier de marbre la même chair de volaille, y ajouter un morceau de mie de pain et douze ou vingt amandes douces préalablement dépouillées de leur écorce, faire cuire à mi-feu doux plus ou moins long-temps continué, aromatiser, tirer à clair et conserver pour l'usage.

3°. Faire cuire dans une casserole avec du bouillon ordinaire, et sur un feu très-doux, tranches de veau coupées minces une livre, ajouter un morceau de mie de pain, des oignons, carottes, panais ou tout autre légume d'une saveur agréable, exprimer en retirant le tout au bout d'un certain temps et y substituer les mêmes blancs de volaille pilés avec les amandes douces et la mie de pain: cela peut encore fournir un résultat assez agréable pour satisfaire le goût d'un malade; mais il ne faut en donner que peu à la fois, sauf à répéter plus souvent.

### *Gelée simple.*

Quelle que soit la chair des jeunes animaux que le caprice, la volonté, ou le choix des malades décide de prendre.... dès l'instant où elle se trouve soumise à une ébullition plus ou moins prolongée, et sur un feu très-doux, mais également continué, on obtiendra de la gelée, qu'on peut encore aromatiser, pour la rendre plus facile à digérer, avec la vanille, la cannelle, le safran, la muscade, le girofle, le citron, etc., par cela seul on pourra le rendre aussi utile qu'agréable; mais, comme il est inutile d'entrer dans de plus grands détails sur ces sortes de préparations, nous exposerons seulement la manière de bien préparer la gelée de corne de cerf et celle du lichen d'Islande.

### *Gelée de corne de Cerf.*

Prendre bois rapé de cerf, quatre onces, eau de rivière, quarante-huit onces, sucre blanc, une once, vin blanc et jus de citron de chaque quatre gros. Laver dabord la rapure de bois de cerf avec de l'eau tiède, la mettre dans un vase de terre vernissé et couvert, faire bouillir doucement jusqu'à ce qu'il ne reste plus que six ou huit onces de liqueur, laisser reposer pour tirer à clair, et y ajouter le vin, le sucre, et le jus de citron;

faire de nouveau bouillir, passer à travers un linge, verser la liqueur dans des vases de verre et la conserver dans un endroit frais.

On l'emploie très-souvent dans les cas de diarrhée avec coliques dans le bas ventre.

*Gelée de lichen d'Islande.*

Prendre lichen d'Islande, une once, eau de rivière, huit onces, sucre blanc, une once et demie... faire cuire le lichen à un feu doux jusqu'à réduction de la moitié de l'eau employée, y ajouter le sucre et attendre que le tout ait pris la consistance de sirop, passer et tirer à clair pour laisser coaguler en gélatine et conserver pour l'usage.

On en fait le plus grand cas pour toutes les affections de poitrine dans lesquelles il existe de la chaleur et défaut d'expectoration.

*Crêmes.*

Loin de nous toute idée de donner à la gourmandise des moyens de se satisfaire dans l'état de maladie, mais nous ne regardons cependant pas comme inutile qu'une garde connaisse quelques moyens aussi simples que faciles, pour venir au-devant de ce qui peut fixer l'attention et les désirs dans les appétits d'un convalescent encore confié à ses soins. C'est pourquoi il sera nécessaire qu'elle sache bien préparer une crême de riz, d'orge, d'avoine, dont suivent ici les procédés et la manipulation.

### *Crêmes avec l'orge, le riz, l'avoine en gruau.*

Prendre une certaine quantité de ces graines, bien faire cuire dans de l'eau, du bouillon, ou du lait, passer avec forte expression dans un linge ou un tamis, remettre sur le feu, y ajouter du sucre et du zeste de citron ou toute autre substance aromatique, faire bouillir de nouveau jusqu'à une certaine consistance.

Lorsqu'au lieu de la graine on se sert de la farine, on évite de faire bouillir et exprimer, on délaye seulement dans le liquide et on y ajoute deux jaunes d'œufs; alors il faut remuer sans cesse pour en empêcher la coagulation inégale ou imparfaite.

### *Crême à l'eau.*

Dans une chopine d'eau ordinaire casser

quatre œufs le blanc et le jaune, bien mélanger, y ajouter un zeste de citron, quelquefois même le sucre exprimé, et quatre onces de sucre; battre pendant quelque temps ce mélange et le passer à travers un linge. Faire cuire sur un feu très-doux en remuant continuellement avec une cuiller; lorsque le tout est bien coagulé, laisser refroidir et conserver.

*Autres avec le lait.*

Délayer avec une chopine de lait de vache, de chèvre, de brebis, ou d'ânesse, une cuillerée ou deux d'une fécule quelconque, ajoutez du zeste de citron, un peu de sel, deux onces de sucre et trois œufs le blanc et le jaune, faire cuire en agitant continuellement avec une cuiller; lorsque le tout est coagulé, laissez refroidir.

*Panade.*

Dans suffisante quantité d'eau, faire bouillir de la croute de pain bien cuit, passer avec expression, et y ajouter du sel, une substance aromatique, un peu de beurre, et au moment de la retirer du feu deux jaunes d'œufs dans lesquels on aura fait fondre plus ou moins de sucre.

Na. Cette dernière manière de préparer un aliment facile à digérer peut servir partout non seulement pour les convalescents, les estomacs débiles, mais encore pour les jeunes enfants; on peut le varier à l'infini avec le riz, la semoule, le vermicelle, toutes les pâtes et les fécules, quelle que puisse être leur dénomination.

## RÉGIME LAITEUX.

Dans les cas où il est prescrit, et surtout lorsqu'un malade se propose de le suivre à la campagne et pendant la belle saison, les personnes chargées de le soigner ne doivent jamais perdre de vue que pour en tirer tout l'avantage possible il ne faut jamais rien y ajouter, qu'après les précautions antécédentes qui consistent à débarrasser l'estomac par une légère purgation; on donne le lait de la manière suivante:

Le matin à jeun en se levant, ou dans le

lit, une tasse de lait d'environ huit à dix onces.

Trois heures après, une seconde tasse de lait dans laquelle on trempe pour le repas du déjeûner quelques tranches de pain seulement.

Pour le dîner nouvelle tasse de lait un peu plus grande dans laquelle le malade trempe quelques tranches de pain.

Enfin le soir il faut encore boire une quatrième tasse de lait dans laquelle si la faim se fait sentir on ajoute aussi du pain.

Ainsi la nourriture dans ce régime est bornée à prendre 4 à 5 fois dans le jour, sans y rien ajouter qu'un peu de pain, une tasse de lait proportionnée au besoin de l'estomac.

Toute autre nourriture ou boisson doit être absolument interdite sous quelque prétexte que ce puisse être.

Dans les intervalles, si le malade a soif, on lui donne de l'eau sucrée aromatisée avec de l'eau de fleur d'oranger.

Si après l'avoir pris on n'éprouve pas de gonflement, ou de pesanteur à l'estomac, des rapports, des flatuosités, si la bouche n'est point mauvaise, pâteuse, la langue non recouverte d'un enduit jaunâtre et sale, c'est une preuve indubitable que le lait passe bien; alors on en continue l'usage pendant 30 ou 40 jours.

On ne doit le prendre qu'un moment après avoir été tiré, lorsqu'il est chaud; si on le réchauffe, il faut le faire tiédir au bain marie et bien se garder de le faire bouillir.

On pourra facilement encore le rendre plus ou moins agréable et efficace en nourrissant la vache qui le fournit d'une manière analogue et convenable à la circonstance dans laquelle se trouvera le malade qui veut en faire usage.

Il est encore bon de recommander d'avoir recours à des clystères simples, avec la poirée, ou de l'eau tiède seulement, pris tous les quatre jours au moins afin de prévenir la constipation qui résulte le plus ordinairement de ce régime, dans les premiers jours principalement.

---

# CHAPITRE III.

*De la préparation des substances médicamenteuses que doivent connoître les gardes-malades.*

## I^{ere} PARTIE.

### MÉDICAMENTS INTERNES.

### §. I. DES TISANES.

*Boisson ordinaire pour les malades. On a coutume de les préparer par infusion ou par décoction.*

Nous allons exposer 1°. Les principales infusions dont on se sert le plus souvent. 2°. Les décoctions aussi les plus usitées dans le traitement des maladies.

### INFUSIONS.

*Infusion de fleurs de sureau.*

Dans une pinte d'eau bouillante jetez pour laisser infuser seulement jusqu'au réfroidissement, fleurs de sureau deux pincées.

Souvent on y ajoute après l'avoir passée, et lorsqu'elle est encore un peu chaude, miel une once, avec ou sans vinaigre; d'autres fois une once ou deux d'oximel simple, suivant la prescription du médecin.

Pour faire prendre par verrées ou demi-verrées plus ou moins chaudes.

Dans les affections qui tiennent du rhumatisme lorsque les douleurs sont récentes et qu'elles ont été produites par un refroidissement.

*Infusion de bourrache.*

Dans une pinte d'eau ordinaire faire bouillir pendant quelques minutes, racine de réglisse cassée, six gros; en retirant la cafetière du feu y ajouter fleurs de bourrache deux, trois et quelques fois quatre pincées; laisser ensuite infuser comme du thé.

Souvent au lieu de la racine de réglisse, on ajoute à l'infusion une once de sirop de guimauve ou d'oximel simple.

Dans les cas de chaleur à la gorge avec enrouement, pour rappeler la transpiration et faciliter l'expectoration.

*Infusion de mauves et de bourrache.*

Dans une pinte d'eau bouillante faire infuser, comme du thé, fleurs de mauves et de bourrache, de chaque deux pincées; ajoutez miel ou sucre une once; quelquefois on la coupe aussi avec un peu de lait.

Lorsqu'avec la toux produite par le rhume le malade éprouve de la douleur et de la sécheresse à la gorge, accompagnées d'un enrouement plus ou moins fort.

*Infusion de bourrache et d'hysope.*

Dans une pinte d'eau bouillante faire infuser pendant quelques minutes, bourrache et hysope, de chaque deux pincées, miel une quantité suffisante.

Quelquefois on y ajoute encore une ou deux pincées de fleurs de tussilage (pas d'âne), souvent aussi le lierre terrestre à pareille dose, avec le miel ou l'oximel.

Toutes les fois qu'un malade est pris de toux catarrhale pour lui faciliter l'expectoration et amener la transpiration.

*Infusion de mauves et de coquelicot.*

Dans une pinte d'eau bouillante, jeter pour

infuser seulement, fleurs de mauves et de coquelicots, de chaque deux pincées; ajouter miel ou sucre, une once ou deux.

Dans les cas de toux avec sécheresse et chaleur de la gorge et de la poitrine, surtout si la douleur est vive et continuelle.

*Infusion de mauves et de violettes.*

Faire bouillir pendant quelques minutes dans une pinte d'eau,

Racine de réglisse cassée deux onces; en retirant du feu, y ajouter pour laisser infuser seulement fleurs de mauves et de violettes, de chaque deux pincées.

Quelquefois on y ajoute du lait, souvent aussi on verse cette infusion tirée à clair sur une demi-once d'amandes douces privées de leur écorce et pilées, avec ou sans sucre.

Dans les cas où la toux est fréquente et fatigue le malade par la chaleur et la sécheresse de la poitrine.

*Infusion de fleurs de tilleul.*

Dans une pinte d'eau, faire bouillir pendant quelque temps racine de réglisse concassée, demi-once; en retirant du feu, y ajouter fleurs de tilleul deux pincées.

Pour prendre par tasse, en aromatisant avec une cuillerée d'eau de fleur d'oranger; ou bien encore en y ajoutant du sirop de limons.

Dans les cas de douleurs de tête, et lorsqu'on veut rappeler la transpiration suspendue ou arrêtée.

*Infusion de tilleul et de feuilles d'oranger.*

Dans une pinte d'eau bouillante jeter pour laisser infuser seulement, fleurs de tilleul deux pincées, feuilles d'oranger fraîches ou desséchées, mais coupées menues, deux pincées.

Dans les cas de douleurs de tête accompagnées d'affections nerveuses.

*Infusion de melisse.*

Dans une pinte d'eau bouillante jeter, pour laisser infuser seulement, trois pincées de melisse; on y ajoute quelquefois sirop simple une once. On prépare de même l'infusion de matricaire et d'armoise.

Dans les cas d'affections spasmodiques et nerveuses qui dépendent de la suppression momentanée des règles.

*Infusion avec la boule de Nancy.*

Dans une pinte d'eau bouillante, la laisser infuser pendant quelques minutes, la retirer ensuite pour la faire sécher afin qu'elle puisse servir à de nouveaux usages.

On fait prendre deux ou trois tasses de cette infusion le matin à jeun dans quelque cas d'affection à l'estomac provenant par suite de pâles couleurs, après la diminution, la suppression, ou la non apparition des règles chez les jeunes personnes.

*Infusion de bouillon blanc et de fleurs de violette.*

Dans une pinte d'eau faire bouillir, pendant quelques minutes, racine de réglisse demi-once; en retirant du feu, y ajouter, pour laisser infuser seulement, fleurs de bouillon blanc et de violette, de chaque deux pincées.

Dans quelques cas d'irritation à la poitrine et au foie.

### *Infusion de roses rouges (roses de Provins) et de serpolet.*

Dans une pinte d'eau bouillante jeter pour laisser infuser comme du thé, roses de Provins deux pincées, autant des sommités de serpolet; ajoutez, sirop simple une once et demie.

Dans quelques cas d'affection à la poitrine sans chaleur et sans irritation, mais qui dépendent essentiellement de foiblesse.

### *Infusion d'oseille et de cerfeuil.*

Dans une pinte d'eau bouillante, faire infuser comme du thé, une poignée d'oseille fraîche, coupée menue, cerfeuil frais, une demi-poignée; y ajouter sucre ou miel une once.

Dans quelques cas de chaleur âcre à la peau accompagnée de difficulté d'uriner.

### *Infusion de raifort sauvage.*

Dans une pinte d'eau bouillante, faire infuser comme du thé, racine fraîche de raifort sauvage coupée par tranches minces six gros.

Souvent on y ajoute camomille romaine deux, trois ou quatre pincées.

Pour prendre par tasses dans la journée après y avoir ajouté du sirop de limons, ou mieux encore de bon vin blanc.

On peut encore la préparer un peu plus forte de la manière suivante.

Sur une demi-once de racine fraîche de raifort sauvage, coupée par tranches minces, on verse quatre tasses d'eau bouillante; on y ajoute un sirop acide, ou du vin blanc.

Dans le cas où la digestion des aliments se fait mal, on peut même pendant les repas boire cette infusion avec le vin au lieu d'eau ordinaire; mais, pour en tirer tout l'avantage possible, il faut toujours la continuer pendant un temps assez long.

*Infusion de primeverre et pensée, quelquefois de primeverre et de serpolet.*

Dans une chopine ou une pinte d'eau bouillante, faire infuser jusqu'au refroidissement, deux, trois ou quatre pincées de ces fleurs; passez et conservez pour prendre par tasses légèrement tiédies, en y ajoutant du sucre, quelquefois une cuillerée à café du sirop de fumeterre.

### *Infusion de baies de genièvre.*

Baies de genièvre concassées, racine fraîche de raifort sauvage, de chaque six gros.

Verser dessus une pinte d'eau bouillante et laissez refroidir.

Pour donner par petites tasses, à chacune desquelles on ajoute le sirop d'écorce d'oranges, celui de fumeterre ou l'oximel scillitique, une cuillerée à café.

Dans quelques cas de chaleur, diminution ou suppression de l'urine.

### *Infusion de persil, de fraisier, avec le raifort sauvage.*

Racine fraîche de persil, fraisier } de chaq. une once.

Racine fraîche de raifort sauvage, six gros.

Laisser infuser pendant une demi-heure dans une pinte d'eau bouillante; passez et conservez dans une carafe pour boire même pendant les repas avec moitié vin blanc au lieu d'eau ordinaire.

Dans quelques cas de maladies des voies urinaires.

*Infusion laxative de mauves et de violettes.*

Dans deux tasses d'eau bouillante jetez pour laisser infuser seulement, fleurs de mauves et de violettes, de chaque une pincée; passez et ajoutez terre foliée de tartre dix grains.

A prendre en deux fois à divers intervalles après y avoir ajouté un peu de lait ou de sirop.

*Infusion de racine de persil.*

Prendre racine fraîche de persil, 3 onces; faire infuser dans une pinte d'eau bouillante; y ajouter ensuite oximel scillitique, une once.

Pour donner à boire ensuite par tasses ou demi-tasses plus ou moins rapprochées suivant le besoin.

Dans quelques cas d'enflure et d'infiltration d'eau sous la peau du corps et dans les jambes.

*Infusion purgative vulgairement (médecine).*

Prendre squine concassée, un gros et demi,

séné follicules, quatre gros, sel de seignette, quatre gros, coriandre concassée, deux gros, manne choisie, deux onces.

Mettre le tout infuser à froid pendant vingt-quatre heures dans un vase de faïence après y avoir versé dessus trois et quatre tasses d'eau ordinaire.

Passer ensuite à travers un linge, pour prendre le matin à jeun par tasses à une heure d'intervalle.

Quelquefois on y ajoute encore la moitié d'un citron coupé par tranches et une pincée de cerfeuil.

Boire ensuite quelques tasses de thé léger ou de bouillon gras coupé. Quelques-uns préfèrent encore le bouillon de veau avec les plantes potagères. (V. cet article.)

En augmentant la dose du liquide qui doit servir à l'infusion, on confectionne toutes les tisanes purgatives si vantées quelquefois d'après leurs dénominations, ou seulement d'après le nom et la qualité des personnes qui se permettent de les débiter et de les vendre.

*Infusion aqueuse d'opium.*

Prendre opium du commerce choisi une once ; après l'avoir cassé grossièrement on le met infuser à froid dans sept onces d'eau, avec l'attention d'agiter de temps en temps ; au bout de trois ou quatre jours on filtre à travers un papier et on y ajoute six ou huit gros d'esprit de vin ou d'eau-de-vie.

Cette infusion peut s'employer par gouttes dans toutes les potions depuis quinze jusqu'à trente ; on l'emploie également à la dose d'un demi-gros étendu dans deux onces d'eau de fleurs de mauves pour quelques cas d'inflammations des yeux et surtout dans les maladies du mamelon (les crevasses, les gerçures du sein) ; on peut également l'employer avec le plus grand avantage en la faisant entrer dans les liqueurs destinées à faire des fomentations sur le bas ventre et les injections.

## §. II. DÉCOCTIONS.

*Décoction de chicorée.*

Dans une pinte d'eau faire bouillir pendant quelques minutes, racines de réglisse une once, chicorée une poignée.

Souvent on y ajoute, mais après l'avoir retiré du feu et lorsque le tout est encore un peu chaud, un, deux, ou trois gros de sel de Sedlitz.

Dans les cas où il faut entretenir la liberté des évacuations.

*Décoction de chiendent.*

Faire bouillir pendant quelques minutes dans une pinte d'eau :

Racines de chiendent, deux onces;

Racine de réglisse, demi-once;

Boisson très-légère et très-utile lorsqu'il faut entretenir l'excrétion de l'urine.

*Décoction de guimauve.*

Faire bouillir dans une pinte d'eau une once de racine de guimauve et demi-once de racine de réglisse.

Boisson adoucissante comme mucilagineuse et qu'on doit employer dans les cas de chaleur à la poitrine accompagnée de toux plus ou moins forte.

*Décoction de consoude.*

Prendre racine de grande consoude une

once, racine de réglisse, six gros; les faire bouillir pendant quelques minutes dans une pinte d'eau ordinaire.

A mettre en usage dans quelques cas de diarrhée, de perte sanguine, ou de trop grande abondance des règles.

*Décoction de bardane.*

Faire bouillir pendant quelque temps dans une pinte d'eau :

Racine de bardane une once;

Racine de réglisse demi-once.

Pour s'en servir dans les cas de douleurs de rhumatisme, lorsqu'il n'existe ni chaleur ni fièvre.

Dans les cas où il convient de provoquer l'action de la peau, au lieu de racine de réglisse, on y ajoute deux, trois, ou quatre gros de salse-pareille.

Souvent encore on fait bouillir cette dose de bardane avec six gros de la racine fraîche de raifort sauvage coupée par tranches minces.

*Décoction de patience.*

Elle se fait de la même manière que la

précédente ; mais on ne l'emploie que dans les maladies de la peau... la gale, les dartres, etc.

### *Décoction de persil.*

Racine fraîche de persil, une once et demie ; racine de réglisse, une demi-once. A faire bouillir pendant quelques minutes dans une pinte d'eau.

Souvent on y ajoute une demi-once de racines d'asperges, et huit à dix grains de sel de nitre.

Toutes les fois que l'on voudra provoquer, exciter l'urine.

### *Décoction laxative de pruneaux.*

Faire bouillir pendant un quart-d'heure dans une pinte d'eau six onces de petits pruneaux noirs et deux onces de miel ; en les retirant du feu on y ajoute trois gros de follicules de séné enfermées dans un petit morceau de toile, autant de sel de Sedlitz et un demi-gros de coriandre concassée ; on bouche.

Après avoir laissé le tout infuser jusqu'à parfait refroidissement, passez, tirez à clair et prenez par tasses plus ou moins rapprochées.

Lors des évacuations, boire du thé léger, ou du bouillon gras coupé, comme nous l'avons déja dit.

*Décoction de graines de lin.*

Faire bouillir pendant quelques minutes dans une pinte d'eau racine de réglisse, affilée six gros. Graines de lin enfermées dans un petit linge une ou deux pincées.

Souvent on y ajoute huit à dix grains de sel de nitre; quelquefois pour la rendre encore plus adoucissante, on y fait infuser une demi-once d'amandes douces, après les avoir auparavant privées de leur écorce et pilées dans un mortier.

*Décoction d'orge.*

Faire bouillir dans deux pintes et demie d'eau ordinaire qu'on laisse réduire à deux, orge moulu une once et demie; en retirant du feu on y ajoute sirop simple une once et demie, eau de fleurs d'oranger quatre gros. Et quelquefois un peu de lait suivant le besoin.

Boisson agréable, très-adoucissante et légèrement nourrissante.

*Décoction de riz.*

Riz une once et demie à faire bouillir dans une pinte et demie d'eau ordinaire jusqu'à réduction d'une pinte; passez et y ajoutez sucre une once, gomme arabique en poudre grossière deux gros.

Après l'avoir tirée à clair on y mêle eau de fleurs d'oranger simple, et de l'eau de cannelle spiritueuse, de chaque trois gros.

Souvent on y fait fondre

Cachou en poudre vingt ou trente grains; on l'emploie dans tous les cas de dévoiement et de diarrhée qu'il faut modérer et adoucir.

*Décoction de pain* (*décoction blanche*).

Faire bouillir jusqu'à ce qu'elle soit entièrement fondue, quatre onces de mie de pain blanc émiettée dans une pinte et demie d'eau ordinaire.

Passez et y ajoutez sucre ou sirop simple deux onces, eau de cannelle spiritueuse quatre gros.

Dans tous les cas d'affections colliquatives qu'il faut adoucir, et soutenir en même temps le malade par une nourriture légère.

*Décoction simple de quinquina.*

Faire bouillir, pendant quelques minutes dans une pinte d'eau, quinquina grossièrement pulvérisé, une once; passez et y ajoutez sirop tartareux une once et demie, eau de cannelle spiritueuse trois ou quatre gros.

Souvent lorsqu'on retire cette décoction du feu, on la verse peu-à-peu sur une demi-once d'amandes douces auparavant privées de leur écorce et pilées dans un mortier, pour qu'elle soit en même temps tonique et adoucissante.

Dans les cas de fièvre avec prostration, foiblesse et diarrhée.

*Décoction laxative de quinquina.*

Faire bouillir, pendant quelques minutes dans une pinte d'eau, quinquina concassé une once, chicorée une poignée; en retirant du feu y ajouter la moitié d'un citron coupé par tranches, un nouet contenant séné follicules deux gros, coriandre un gros, miel une once.

A prendre par verrées plus ou moins rapprochées, et boire du bouillon coupé ou du thé léger comme on l'a déjà dit.

*Décoction astringente de quinquina.*

Faire bouillir pendant quelques minutes dans une pinte d'eau quinquina une once ; en retirant du feu, y ajouter :

Roses rouges (de Provins) trois gros, serpentaire de Virginie concassée un gros, sucre deux onces, quelquefois eau de cannelle spiritueuse demi-gros.

Souvent aussi, d'après le besoin et l'indication, on y ajoute un acide végétal ou minéral jusqu'à une sapidité sensible ou agréable.

Dans tous les cas de fièvre avec des évacuations colliquatives, plus ou moins souvent répétées et plus ou moins fétides.

*Décoctions de tussilage* ( ou pas d'âne ).

Dans une pinte d'eau faire bouillir pendant quelques minutes racine de tussilage demi-once.

Pour en faire un usage habituel plus ou moins long-temps continué même pendant les repas avec le vin au lieu d'eau ordinaire.

### *Décoction de pariétaire.*

Dans une pinte d'eau faire bouillir, pendant quelques minutes, racines de réglisse demi-once; en retirant du ſeu y ajouter pour laisser infuser jusqu'au refroidissement, pariétaire deux, trois et quatre pincées.

A prendre par tasse avec du sucre pendant le courant de la journée, afin d'étancher la soif qui tourmente dans les cas de chaleur et de fièvre.

### *Décoction laxative de bardane.*

Faire prendre le matin à jeun, et à une heure d'intervalle, deux tasses de cette tisane à laquelle on ajoute bon miel une cuillerée à café, sel de Sedlitz un gros, sel de duobus huit grains.

On fait prendre ensuite deux ou trois lavements préparés avec une poignée de poirée bouillie dans l'eau nécessaire pour un clystère, et boire quelques tasses de bouillon gras coupé.

### *Décoctions de consoude et de kino.*

Faire bouillir, pendant quelques minutes dans une pinte d'eau, racine de grande consoude une once, racine de réglisse deux ou trois gros, gomme de kino réduite en poudre une once.

Après avoir tiré du feu, tirez à clair; faites prendre par tasses plus ou moins éloignées pendant la journée, en y ajoutant du sucre et de l'eau de fleurs d'oranger.

Dans tous les cas où les femmes éprouvent des pertes de sang.

*Suc de plantes, vulgairement Jus d'herbes.*

On peut les varier beaucoup, mais le plus ordinairement le suc de plantes se compose avec la fumeterre ou la chicorée, le cresson de fontaine, la laitue, le cerfeuil, l'oseille, la poirée, de chacune parties égales, pour les piler et en extraire le suc.

On en donne tous les matins quatre à cinq onces, mêlées dans une tasse de bouillon de veau ou de poulet; quelquefois on y ajoute sirop de limons, une cuillerée à bouche.

## §. III. MIXTURES.

Médicaments que l'on prépare sur le champ par le mélange d'une huile avec un sirop quelconque, pour les administrer aux malades par cuillerées à bouche plus ou moins rapprochées.

*Mixture avec l'huile douce de ricin.*

Huile douce de ricin et sirop de pêchers, de chaque une once, eau de cannelle spiritueuse deux gros.

Pour donner par cuillerées à bouche, à demi-heure d'intervalle, en faisant boire de suite après chacune des cuillerées une tasse de bouillon gras ordinaire.

Dans les cas où il faut procurer sur le champ des évacuations sans causer de l'irritation.

*Mixture avec l'huile d'amandes douces.*

Huiles d'amandes douces } de chaque une once
Sirop de guimauves }

ou sirop diacode. Quelquefois même on y ajoute sept à huit grains de gomme arabique fondue auparavant dans deux, trois ou quatre cuillerées à bouche d'eau de fleurs d'oranger.

Pour donner par cuillerées plus ou moins rapprochées, dans le cas de toux continuelle avec irritation à la gorge.

### *Mixture avec les sirops calmants.*

Sirop de mauves, sirop diacode, sirop de coquelicots, de chaque deux onces, pour faire prendre par cuillerées à café ou à bouche, dans les cas de toux avec irritation à la poitrine, surtout lorsqu'il s'y joint le défaut de sommeil.

On peut encore étendre ce mélange dans les eaux distillées de menthe, de tilleul, de fleurs d'oranger; à leur défaut on supplée par six ou huit onces d'une infusion des plantes aromatiques dont nous avons parlé plus haut.

### *Mixture avec les sirops incisifs.*

Mêler ensemble sirop d'érésymum et sirop d'hysope, de chaque une once; oximel scillitique, trois gros.

On peut encore y ajouter kermès minéral un ou deux grains, à faire prendre par cuillerées à café plus ou moins rapprochées, dans tous les cas d'affections catarrhales où il faut nécessairement aider les expectorations.

*Mixture de sirop de quinquina et de sirop antiscorbutique.*

Sirop de quinquina et antiscorbutique de chaque huit onces, mêlez exactement; et conservez bien bouchés.

Dans les cas de faiblesse et de saignement de nez, plus ou moins considérables, on en donne une cuillerée le matin à jeun.

## §. III. POTIONS.

Médicaments liquides que l'on fait prendre aux malades en une ou plusieurs fois suivant la prescription, et qui se préparent soit par infusion, soit par décoction, soit par le mélange de quelque sirop avec des eaux distillées.

*Potion purgative simple.*

Séné follicules, deux gros.
Sel de Sedlitz, deux gros.
Manne choisie, deux onces.

Faire bouillir pendant quelques minutes dans une verrée d'eau ordinaire.

Pour prendre en une seule fois; souvent on change le sel pour y substituer celui de glauber, de seignette; quelquefois on y ajoute coriandre concassée, une pincée; ou bien encore absinthe, une pincée, lorsqu'on veut qu'elle soit amère; souvent aussi un gros de quinquina en poudre grossière.

Ou bien encore après l'avoir tirée à clair on y délaye sirop de fleurs de pêcher, une once; quelques-uns préfèrent six à huit grains de Jalap.

*Potion purgative avec la rhubarbe.*

Séné follicules deux gros, rhubarbe grossièrement cassée demi-gros, sel de Sedlitz un gros et demi, manne choisie deux onces.

A préparer comme la précédente pour une seule verrée.

*Potion purgative en deux verrées.*

Séné folicules trois gros. Sel de Sedlitz quatre gros. Manne choisie une once et demie, la moitié d'un citron coupée par tranches, coriandre et cerfeuil de chaque une pincée à mettre infuser à froid dans deux-verrées d'eau ordinaire; on peut les administrer à une, deux et trois heures de distance, et don ner de suite après chaque verrée quelques tasses de bouillon gras coupé, ou d'autre fait avec le veau et les plantes potagères.

*Potion vomitive.*

Emétique un, deux, jusqu'à trois grains, sirop de miel, ou miel simple, une once, eau commune, quatre onces. Pour faire prendre en deux fois à demi-heure d'intervalle, ou bien encore par cuillerées à bouche plus ou moins rapprochées suivant le besoin.

Au moment des vomissements donner quelques verrées d'eau tiède un peu fortement miellée et préparée d'avance.

*Potion saline purgative.*

Emétique demi-grain, ou un grain, sel de Seignette quatre gros, miel, ou sirop de miel, une once, eau commune quatre onces, eau de fleurs d'oranger deux gros, trois ou quatre cuillerées à bouche.

Pour faire prendre par cuillerées plus ou moins éloignées suivant le besoin toutes les fois qu'il faut provoquer des évacuations alvines, et lorsqu'il n'existe point d'irritation dans le bas ventre.

### *Potion de coraline de Corse.*

Faire bouillir pendant quelques minutes dans une tasse et demie d'eau, coraline de Corse six gros. Laissez infuser jusqu'à refroidissement; passez et y ajoutez miel ou mieux encore sirop de miel une once.

Pour prendre en une seule fois dans les cas de vers intestinaux ordinaires.

### *Potion calmante.*

Sirop de mauves et diacode de chaque six gros, eau de fleurs d'oranger depuis une jusqu'à quatre onces.

A faire prendre en deux, trois ou quatre fois à des intervalles plus ou moins éloignés, ou bien encore par cuillerées à bouche à deux heures de distance.

Souvent il est très-convenable d'y ajouter quelques gouttes d'éther, ou bien encore 30 à 40 gouttes de liqueur d'Hoffmann, dans les cas d'affections spasmodiques et de douleurs.

### *Potion calmante antispasmodique.*

Sirop d'œillets et diacode, de chaque six gros,

eau de menthe simple ou de fleurs d'oranger deux onces, infusion aromatique de serpolet, de menthe, d'hysope, ou de feuilles d'oranger, depuis quatre jusqu'à huit onces.

A donner aussi par cuillerées plus ou moins rapprochées suivant le besoin.

*Potion avec l'esprit de nitre.*

Dans six onces d'infusion faite avec la fleur de tilleul ajouter une once d'eau de fleurs d'oranger, une once de sirop d'œillet, de mauves ou autre, esprit de nitre dulcifié et rectifié deux gros.

Pour faire prendre dans quelques cas de foiblesse avec flatuosités, lorsqu'il existe une plus ou moins grande difficulté d'uriner, et par cuillerées à bouche plus ou moins rapprochées.

*Potion huileuse.*

Huile d'amandes douces
et sirop simple de chaque } une once.
gomme adragant quinze grains, eau de fleurs d'oranger une once. Infusion faite avec la mauve, la laitue, ou toute autre plante douce, quatre et six onces.

Pour une potion à donner par cuillerées à bouche plus ou moins rapprochées, dans des cas d'irritation aux intestins et à la poitrine.

*Potion vineuse.*

Prendre bon vin rouge demi-bouteille, sirop d'œillets une, et deux onces pour la bouteille entière, eau de cannelle spiritueuse un ou deux gros suivant la dose.

A faire prendre par cuillerées à bouche plus ou moins rapprochées jusqu'à celle d'un petit verre, quatre cuillerées.

Dans les cas où le malade est tombé dans un affaissement marqué.

*Potion de menthe.*

Infusion faite avec la menthe, ou mieux encore eau distillée de menthe, quatre et six onces, sirop simple ou d'écorces d'oranges une once ou deux, éther demi-gros.

A faire prendre par cuillerées dans le cas de faiblesse et de langueur de la circulation, qui dépendent principalement de l'état dans lequel se trouve l'estomac.

### *Potion sudorifique.*

Esprit de mendererus (acétate d'ammoniaque) depuis quatre gros jusqu'à deux onces, sirop simple depuis une jusqu'à deux onces, eau de fleurs d'oranger une once. Infusion faite avec la fleur de tilleul ou avec celle de sureau, depuis quatre jusqu'à huit onces.

Dans cette potion, lorsqu'elle est finie et prête à être donnée, il faut souvent y ajouter un peu de vinaigre, afin qu'elle soit plutôt acide qu'alkaline.

Pour donner par cuillerées à bouche plus ou moins rapprochées.

Dans tous les cas où il faut exciter la sueur et entretenir une transpiration forcée.

Souvent au lieu du sirop simple on y met le sirop de vinaigre framboisé, et même l'oximel simple.

### *Potion alumineuse.*

Sirop simple une once, alun un gros, eau de roses huit onces.

Pour donner par cuillerées à bouche plus ou moins rapprochées dans les cas de grandes hémorrhagies venant de la matrice, et lorsque surtout la femme perd connoissance.

### *Potion acide.*

Dans six ou huit onces d'une infusion faite avec les roses rouges (de Provins) mêler sirop simple une ou deux onces, eau de rabell (alcool sulfurique) demi-gros ou un gros.

D'une manière plus simple : miel rosat demi-once ou une once, eau commune quatre ou huit onces, esprit de vin demi-gros ou un gros. Pour donner par cuillerées plus ou moins rapprochées.

Dans le cas de perte de sang.

### *Potion émulsive avec la manne.*

Amandes douces privées de leur écorce quatre onces, manne choisie deux onces, sirop de pêchers une once, infusion faite avec la racine de réglisse six onces, eau de fleurs d'oranger demi-once.

Après avoir pilé les amandes dans un mortier de marbre, on ajoute peu-à-peu la manne et quelques cuillerées de l'infusion de réglisse; enfin lorsque le tout est bien mélangé, on verse le sirop et l'eau de fleurs d'oranger, on passe à travers un linge en serrant fortement.

Pour donner en deux, trois ou quatre fois, ou bien encore par cuillerées à bouche plus ou moins rapprochées.

Dans les cas où il faut adoucir, provoquer les évacuations et entretenir la liberté du ventre.

*Potion émulsive huileuse* ( *Looch blanc ordinaire* ).

Faites bouillir pendant quelques minutes, dans six onces d'eau ordinaire, racine de réglisse un gros, laissez refroidir et tirez à clair, pilez avec dans un mortier de marbre vingt-quatre amandes douces privées de leur écorce, passez le tout avec expression. Avec deux ou trois cuillerées de cette émulsion, délayez seize grains de gomme adragant, agitez jusqu'à ce que la gomme soit bien dissoute, incorporez peu-à-peu une once d'huile d'amandes douces et du sirop de guimauve et diacode, de chaque demi-once; formez du tout une liqueur épaisse et bien égale; vers la fin vous y mêlerez deux gros de l'eau de fleurs d'oranger.

Il n'en faut jamais préparer plus de six ou huit onces, et le conserver dans un endroit frais, parce qu'il s'aigrit très-facilement.

Lorsque, par ordonnance du médecin, il faut y ajouter du kermès un ou deux grains, il faut le mettre en même temps que la gomme, le mélange s'en fait beaucoup mieux.

*Looch kermétisé.*

Sirop d'althéa une once, mucilage de gomme arabique une once et demie, camphre en poudre quatre grains, kermès minéral deux grains.

Suivez pour le faire le même procédé que nous venons de donner; on les administre l'un et l'autre par cuillerées à bouche à des intervalles plus ou moins rapprochés, spécialement dans les affections de la gorge et de la tranchée.

*Potion avec le quinquina.*

Extrait de quinquina deux gros, sirop d'œillets ou d'écorces d'oranges une once et demie, eau de menthe simple trois onces, eau de cannelle spiritueuse un gros.

Pour donner par cuillerées à bouche plus ou moins rapprochées.

Dans les fièvres de mauvais caractère qui viennent après les couches ( fièvre puerpérale ).

*Potion antispasmodique.*

Sirop d'extrait d'opium par digestion une once, sirop d'althéa et de fleurs d'oranger, de chaque une demi-once, eau commune deux onces, mêlez et aromatisez avec suffisante quantité de fleurs d'oranger.

Pour donner par cuillerées à bouche à demi-heure d'intervalle.

Dans les cas de crampes nerveuses à l'estomac.

*Potion calmante.*

Sirop de mauves une once, sirop diacode demi-once, eau de fleurs d'oranger une once, eau de laitue, de tilleul, ou de lys six onces, sel sédatif d'Homberg demi-gros. Mêlez pour donner en deux fois, quelquefois en quatre, le soir avant de se mettre au lit, et souvent encore dans la journée à des intervalles plus ou moins éloignés, mais toujours dirigés d'après la nature de l'affection à laquelle on se propose de remédier.

## SECTION IV. DES POUDRES.

Substances solides qui ont été avant, que de les administrer, réduites en poudre plus ou moins fine ou grossière ; on les donne ordinairement mélangées avec un sirop, ou tout autre excipient.

### *Poudre absorbante.*

Magnésie huit grains, cannelle un grain. Mêlez. Pour une dose à donner à un enfant deux fois par jour dans les cas de diarrhée, surtout lorsque ses évacuations sont verdâtres ; souvent même on y ajoute un ou deux grains de cachou pulvérisé.

### *Poudre purgative.*

Jalap en poudre deux grains, rhubarbe un grain ; mêlez pour une dose à donner à un enfant, on l'augmente suivant l'âge; très-souvent encore et ce qui vaut mieux on leur donne une, deux, trois, cuillerées à bouche de la décoction laxativée faite avec les pruneaux et dont nous avons déjà parlé plus haut, ce qui est préférable au sirop de chicorée, de pêchers ou autre dont on se sert ordinairement.

*Poudre stomachique.*

Quinquina en poudre huit grains, rhubarbe trois grains, éthiops martial de *lemery* un grain, sel ammoniaque un grain.

Mêlez, pour une dose à prendre avant le dîner dans les cas de faiblesse d'estomac.

*Poudre fortifiante.*

Quinquina en poudre, trois, quatre, cinq, et six grains; cachou, un, deux, trois grains.

Mêlez, pour une dose proportionnée suivant l'âge et la force d'un enfant jusqu'à sept ans.

*Poudre purgative.*

Sel de Sedlitz demi-gros, sel de glauber six grains, sel de nitre deux grains.

Pour une dose à faire fondre dans une tasse de bouillon fait avec le veau ou les plantes potagères seulement. V. plus haut.

*Poudre laxative.*

Aquila alba lavé et porphirisé un grain,

kermès minéral un quart de grain, rhubarbe six grains, sel de duobus quatre grains.

Pour donner de deux en deux jours dans une cuillerée de sirop, ou une demi-tasse d'eau fortement sucrée; boire ensuite une tasse de bouillon gras coupé.

*Autre.*

Crême de tartre deux grains, sel de nitre et sel ammoniac, de chaque un grain; à prendre de la même manière.

*Poudre de soufre et de plomb anti-psorique, ou (contre la gale).*

litharge porphirisée<br>et fleurs de soufre } de chaque un gros.

vitriol blanc, demi-gros; mettre le tout en poudre aussi fine que possible; après avoir mélangé exactement, on en prend une pincée dont on frotte la paume des mains seulement; après l'avoir auparavant graissée avec un peu d'huile ou de pommade, tous les soirs avant de se coucher.

Il faut avoir soin de continuer très-régu-

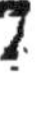

lièrement ces frictions, qui font d'abord sortir avec affluence l'éruption des boutons à la peau, pour les dessécher ensuite, et dans un espace de temps très-court.

Pour éviter le peu d'odeur que ces frictions pourroient exhaler, on peut mettre des gants pendant la nuit.

### PILULES OU BOLS.

Médicaments sous forme de boules assez petites pour qu'on puisse les avaler facilement, que l'on compose le plus souvent avec des substances pulvérisées et mêlées avec un sirop, du miel, de la mie de pain, ou bien un peu de jaune d'œuf.

### *Pilules camphrées.*

Camphre en poudre, sel de nitre, de chaque vingt ou trente grains, fleurs de benjoin dix grains, sucre blanc en poudre une once ou une once et demie.

Incorporer le tout avec une suffisante quantité de gomme adragant, humectée avec de l'eau d'hysope, ou toute autre qui seroit aromatique, pour faire ensuite des pilules du poids de six grains chacune.

Dans les cas d'affection vénérienne avec écoulement, on en prend une soir et matin dans les premiers temps, pour augmenter peu-à-peu de manière à en prendre six en trois fois dans le courant de la journée. Il est toujours très-utile d'y adjoindre quelques verrées d'eau ordinaire dans lesquelles on ajoute du sirop d'orgeat.

*Pilules vomitives.*

Ipécacuanha fraîchement pulvérisé vingt-quatre grains, miel scillitique, ou miel simple, une quantité suffisante pour faire trois pilules à prendre à demi-heure de distance; boire au moment des vomissements, de l'eau tiède dans laquelle on aura fait dissoudre une cuillerée de miel par pinte.

Nota. On prépare encore ces pilules en mêlant avec l'ipécacuanha et le miel un grain et demi jusqu'à deux grains d'émétique, qu'on partage aussi en trois parties égales, mais la première une fois donnée, on n'a recours à la seconde, et enfin à la troisième, que lorsqu'elles ne produisent rien; les vomissements une fois déterminés, quand bien même ce serait après la première, il faut laisser les autres, et ne pas les prendre.

Quelquefois lorsqu'on craint l'effet de l'émétique on y supplée par huit ou dix grains de crême de tartre, ou autant de sel ammoniac.

A employer dans tous les cas où il faut débarrasser l'estomac en procurant des vomissements spontanés.

### *Pilules avec la thériaque.*

Thériaque depuis vingt jusqu'à trente grains et quelquefois quarante.

A faire prendre en une seule fois, dans quelques cas de faiblesse à l'estomac.

### *Pilule de camphre nitrée.*

Camphre en poudre depuis six jusqu'à douze grains, nitre depuis un grain jusqu'à quatre.

Il faut dans ce cas piler le camphre dans

un mortier avec un peu de jaune d'œuf; on y ajoute ensuite le nitre.

On réitère cette pilule toutes les deux, trois ou quatre heures suivant le besoin.

Dans les cas de fièvre avec une perte considérable des forces, lorsque le malade est accablé.

*Pilule avec le camphre et le kermès.*

Camphre six grains, kermès minéral un quart de grain, crême de tartre quatre grains, jaune d'œuf quantité suffisante.

Pour un bol que l'on réitère plus ou moins souvent selon le besoin.

Dans les cas de fièvre avec accablement, mais où il est nécessaire d'activer l'action de la peau. Quelquefois même on y ajoute quelques grains de sel ammoniac.

*Pilule avec le diascordium.*

Confection faite avec le diascordium depuis trente jusqu'à quarante grains.

A faire prendre toutes les trois ou quatre heures dans les cas de diarrhée ou de dysenterie permanente et opiniâtre.

### *Pilules purgatives.*

Aquila alba lavé cinq grains, résine de jalap six grains, gomme gutte un grain, miel scillitique quantité suffisante.

Pour une pilule à prendre le matin à jeun; boire, de suite après, quelques tasses de bouillon fait avec le veau, ou les plantes potagères.

### *Pilules vermifuges.*

Aquila alba lavé deux grains, semen contra huit grains, camphre six grains, jaune d'œuf suffisante quantité.

Dans les cas de vers intestinaux; on le réitère suivant le besoin.

### *Pilules avec le quinquina seulement.*

Quinquina en poudre depuis quarante jusqu'à soixante grains, avec sirop de pêcher, sirop de chicorée ou de noirprun, quantité suffisante.

Pour un bol à réitérer plus ou moins souvent. Dans les cas de fièvre avec faiblesse plus ou moins grande.

*Pilules de quinquina et de rhubarbe.*

Quinquina cinq gros, rhubarbe demi-gros, sel ammoniac trente grains, sirop amer de pêcher ou de chicorée, quantité suffisante; mêlez exactement pour faire une pâte molle dont on pourra prendre la dixième ou douzième partie à la fois, de quatre en quatre heures. A employer dans toutes les fièvres doubles tierces, doubles quartes, (intermittentes) qui auraient résisté aux purgatifs et à tous les moyens employés; cela peut parfaitement remplacer le vin amer et aromatique dit de *Seguin.*

*Pilules de quinquina et de serpentaire de Virginie.*

Quinquina trente grains, serpentaire de Virginie quarante grains, sel de seignette deux grains, sirop amer d'absinthe, de pêcher ou de chicorée, suffisante quantité.

Pour une pilule qu'on réitère suivant le besoin à des intervalles plus ou moins éloignés.

Dans les fièvres intermittentes où il survient abattement et prostration des forces.

*Pilule avec l'extrait de quinquina.*

Extrait de quinquina douze grains, cannelle en poudre un ou deux grains, sirop d'absinthe ou tout autre amer, quantité suffisante ; pour une pilule, dans quelques cas de faiblesse à l'estomac.

*Pilule avec le quinquina et l'extrait de genièvre.*

Quinquina six grains, extrait de genièvre demi-gros, cannelle en poudre depuis un jusqu'à six grains.

Pour une pilule à prendre un peu avant de manger, dans les cas de faiblesse à l'estomac avec difficulté dans la digestion.

*Pilule avec l'extrait de jusquiame.*

Aquila alba lavé un grain ; quelquefois on le remplace avec la poudre tempérante de Sthal à la dose de dix grains.

Pour une pilule, à prendre dans les ulcères de la matrice.

*Pilule avec le soufre.*

Fleurs de soufre lavées huit grains, extrait de bourrache quantité suffisante.

Pour une pilule, à donner dans les cas où il faut amener les sueurs et faciliter les crachats, lors d'une affection de poitrine un peu grave.

*Pilule de scille.*

Squames de scille desséchées et en poudre six grains, sel de glauber huit grains, oximel scillitique une suffisante quantité.

Pour une pilule à répéter deux, trois fois par jour, suivant la gravité de la maladie.

Dans les cas où de l'eau épanchée sous l'épiderme produit la bouffissure, et dans tous les cas d'hydropisie ascite.

*Pilules de valériane.*

Racine de valériane sauvage en poudre très-fine vingt grains, sel de glauber deux et quatre grains, sirop amer suffisante quantité.

Pour une pilule à répéter plus ou moins souvent dans les cas d'épilepsie (le haut mal).

*Pilule avec la résine de Gayac.*

Gomme résine de Gayac depuis deux jusqu'à six grains, succin ou sucre depuis deux jusqu'à quatre grains, jaune d'œufs une suffisante quantité.

Pour une pilule à donner dans les cas de douleurs de rhumatisme fixées sur les membres, ou dans les articulations.

*Pilules avec l'extrait de ciguë.*

Extrait de ciguë depuis quatre jusqu'à six grains, aquila alba lavé depuis un jusqu'à trois grains, sel sédatif depuis quatre jusqu'à huit grains.

Pour une pilule à prendre le matin à jeun; boire ensuite une tasse de décoction avec la bardane, la squine, ou la salse pareille.

Dans les cas où il faut exciter l'action de la peau, lorsqu'il y a douleurs dans les articu lations, ou dans les membres.

## LAVEMENTS.

Médicaments liquides qui se donnent et s'administrent au moyen d'une seringue par l'anus, et dont l'action principale a lieu sur les gros intestins.

*Lavement simple.*

Faire bouillir dans suffisante quantité

d'eau pour un lavement une poignée de poirée, quelquefois on y délaye un jaune d'œuf.

*Lavement émollient.*

Avec une décoction suffisante de guimauve, de fleurs de mauves et de poirée; on ajoute deux, trois ou quatre cuillerées d'huile d'olive.

*Lavement calmant.*

On fait bouillir ensemble trois ou quatre pincées de fleurs de mauves, une ou deux têtes de pavots cassées, et une poignée de poirée dans suffisante quantité d'eau pour un lavement.

*Lavement camphré.*

Il faut délayer vingt ou trente grains de camphre en poudre dans un jaune d'œuf et l'ajouter à la décoction préparée pour le lavement, le mettre dans la seringue au moment de le donner.

Na. Ce lavement ne doit le plus souvent être donné que par moitié, pour que le malade puisse le conserver pendant quelque temps ; souvent aussi on délaye le camphre avec le jaune d'œuf dans une décoction de quinquina.

*Lavement salin.*

Toujours dans la décoction d'une poignée de poirée ordinaire, mais on y ajoute alors une once de sel commun.

Souvent on y fait fondre encore un gros de savon.

*Lavement laxatif adoucissant.*

Faire bouillir pendant quinze à vingt minutes deux onces de casse.

*Lavement purgatif et stimulant.*

A la décoction de poirée on ajoute pour laisser infuser seulement, séné trois gros ; et, après l'avoir passée, on fait fondre une demi-once de sel commun.

*Manière de suppléer à la seringue.*

Dans le dictionnaire des ménages, on trouve le procédé suivant qu'on peut très-bien mettre en usage lorsqu'on n'a point cet instrument.

On prend une vessie à laquelle on adapte un tuyau de pipe ou une plume; après l'avoir remplie avec l'eau préparée de manière à ce qu'elle ne contienne point d'air, on en fait ensuite sortir le liquide en la pressant doucement et graduellement avec les deux mains.

---

# CHAPITRE IV.

## MÉDICAMENTS EXTERNES.

### FOMENTATIONS.

REMÈDES destinés pour être appliqués à l'extérieur, en imbibant des compresses plus ou moins épaisses de linge ou de flanelle, des éponges, pour les tenir appliquées sur la partie malade ; c'est en quelque façon un bain continuel entretenu tiède et renouvelé aussi souvent qu'il est nécessaire d'après les circonstances.

Elles se préparent par infusion ou par décoction des plantes grasses ou aromatiques; elles sont très-différentes en ceci des tisanes: c'est que, n'étant point préparées pour être bues, on peut les charger autant qu'il est convenable.

*Fomentation émolliente.*

Dans une pinte d'eau faire bouillir, pendant quelques minutes, graines de lin quatre pincées, mauves une poignée; passez et tirez à clair pour vous en servir suivant le besoin.

*Fomentation calmante.*

Dans une pinte d'eau faire bouillir pendant le temps nécessaire, graine de lin deux pincées, autant de fleurs de mauves et deux têtes de pavot blanc cassées grossièrement.

*Fomentation résolutive.*

Dans une pinte d'eau bouillante jeter pour laisser infuser jusqu'à parfait refroidissement, mélilot et fleurs de sureau de chaque deux pincées, menthe et petite sauge de chaque une pincée; passer et y ajouter un petit verre d'eau-de-vie, quelquefois vinaigre ordinaire une once, d'autres fois enfin savon deux ou trois gros.

*Fomentation fortifiante.*

Dans une pinte d'eau faire bouillir pendant quelques minutes racine de quintefeuille une once; en retirant du feu on y ajoute pour laisser infuser seulement, roses de Provins trois pincées.

Nota. On peut employer ces différents moyens pour préparer des lotions de bains de siège pour plusieurs maladies de l'anus, et des parties génitales.

C'est même à ces préparations qu'il faut rapporter l'eau préparée pour les bains de pieds, dans laquelle le médecin, suivant l'objet qu'il se propose de remplir, fait ajouter du savon, blanc ou noir, du sel, de la moutarde, etc.

## EMBROCATIONS.

Remèdes gras et onctueux qu'on applique sur les parties douloureuses, soit par frictions plus ou moins fortes ou légères, et plus ou moins long-temps continuées suivant l'objet qu'on se propose. On les prépare aussi très-souvent avec de l'huile ou de la graisse, dans lesquelles on incorpore des liquides.

### *Embrocation camphrée.*

Prenez une certaine quantité d'huile d'olive, de lin, d'amandes douces ou amères, et faites dissoudre du camphre.

*Embrocation camphrée stimulante.*

Faire dissoudre et étendre dans un gros d'huile volatile de thérébentine rectifiée depuis quinze jusqu'à vingt grains de camphre en poudre, ajoutez-y six gros d'eau de Cologne. Mêlez exactement.

Pour faire des frictions qu'on pourra continuer pendant dix à quinze minutes et qu'on pourra répéter aussi souvent qu'il en sera besoin.

Dans quelques cas de faiblesse et d'atonie des organes urinaires.

*Embrocation calmante.*

Mêlez depuis quatre jusqu'à dix et douze grains d'extrait d'opium aqueux dans une once ou deux d'huile d'olive.

GARGARISMES.

Médicaments liquides et plus ou moins chargés, qu'on emploie ordinairement pour humecter la bouche, la gorge, et y servir en quelque sorte de bain local.

*Gargarisme adoucissant.*

Faire bouillir pendant quelques minutes dans six onces d'eau, fleurs de mauves deux pincées; passez et y ajoutez une quatrième partie de lait, un peu de sucre ou de miel.

*Gargarisme détersif.*

Faire bouillir pendant quelques minutes dans six onces d'eau, orge moulu ou écrasé une cuillerée; en retirant du feu passez et y ajoutez miel une once, vinaigre ordinaire jusqu'à une acidité sensible et marquée.

*Gargarisme antiseptique.*

Faire bouillir dans six onces d'eau, quinquina demi-once, en retirant du feu ajoutez pour laisser infuser seulement, roses de Provins deux pincées, passez et mêlez miel une once, vinaigre ou tout autre acide jusqu'à ce que la sapidité soit sensible et marquée, ce dont on pourra être certain en y goûtant avec le doigt.

## CATAPLASMES.

Compositions molles pâteuses, que l'on prépare très-souvent pour être appliquées par le moyen de linges fins sur les parties douloureuses et enflammées afin d'y entretenir la chaleur et l'humidité.

### *Cataplasme émollient.*

Dans un vase quelconque délayez très-épais avec de l'eau bouillante une quantité suffisante de farine de graine de lin; étendez sur un linge préparé pour l'objet que vous vous proposez de couvrir; relevez les bords, de manière qu'en séjournant cela ne puisse pas devenir trop dur, maintenez en place par des compresses ou des bandes, pour ne le renouveler qu'après les vingt-quatre heures.

Au lieu d'eau simple, on peut y faire bouillir, avant de la mêler à la farine de graine de lin, fleurs de mauves demi-poignée, bouillon blanc deux ou trois pincées, pour être employées de même.

A défaut de farine de graine de lin, on fait bouillir un plus ou moins gros morceau de mie de pain; lorsqu'il est assez épais on y ajoute au moment de l'étendre sur le linge, un jaune d'œuf mêlé dans une once d'huile d'olives.

*Cataplasme résolutif.*

Dans une pinte d'eau bouillante faire infuser, pendant quelques minutes, fleurs de sureau et de mélilot de chaque une demi-poignée; passez et tirez à clair; pour faire cuire la mie de pain on délaye la graine de lin comme il a été dit.

*Cataplasme avec la moutarde.*

( Sinapisme. )

Dans suffisante quantité de mie de pain bouillie ou de farine de graine de lin délayée à consistance convenable, ou bien encore dans de la pâte de levain frais et récent on incorpore moutarde en poudre depuis deux jusqu'à trois onces. Pour un cataplasme à appliquer dans l'endroit désigné.

On peut encore le rendre beaucoup plus mordant en le saupoudrant avec deux ou trois pincées de sel ammoniac, ou de sel ordinaire un peu fin.

### *Cataplasme de cresson.*

Prendre cinq à six poignées de cresson, le piler et le réduire en pâte, l'étendre sur un linge, jeter dessus un petit verre d'eau-de-vie et un gros de sel ammoniac; il faut de suite l'appliquer sur l'endroit désigné, et l'y maintenir par du linge et un bandage approprié.

On l'emploie dans les cas où la trop grande enflure des jambes ou des pieds nécessite de faire sortir l'eau qui peut l'occasionner.

### *Cataplasme avec les cantharides.*

Faire bouillir de la mie de pain frais, bien mieux encore dans de la pâte de levain; sur quatre onces de ces substances, incorporez cantharides en poudre fine une once et demie mêlées avec du vinaigre ordinaire; étendez sur du linge; jetez sur la surface de la poudre de cantharides; après avoir frotté la partie avec du vinaigre, maintenez le tout de manière à ce que cela ne se dérange point par les mouvements que le malade pourrait faire.

On y supplée facilement avec l'emplâtre de cantharides ordinaire.

### POMMADES.

Préparations confectionnées avec les graisses, dans lesquelles, par le moyen de la chaleur et lorsqu'elles sont fondues ou liquéfiées, on incorpore quelques substances médicamenteuses.

*Pommade camphrée.*

Faire fondre sur un feu très-doux : beurre frais non salé trois onces, blanc de baleine deux gros, cire blanche trois gros; lorsque toutes ces substances auront été liquéfiées et seront prêtes à refroidir, ajoutez et mêlez très-exactement camphre en poudre un gros, fleurs de zinc demi-gros, pour conserver dans un pot bien bouché et dans un endroit frais.

On emploie cette pommade dans les maladies des paupières, surtout lorsqu'elles collent pendant la nuit; on coupe un petit morceau de linge fin de la largeur d'un doigt et de la longueur de l'œil, avec un couteau propre on étend un peu de la pommade, on recouvre avec une compresse pliée en plusieurs doubles, et on maintient le tout en place par un bandeau pendant la nuit seulement, jusqu'à guérison parfaite.

*Pommade avec le minium. ( Oxide de plomb rouge. )*

Faire fondre sur un feu doux beurre frais non salé depuis une once et demie jusqu'à trois onces, cire blanche depuis un gros et demi jusqu'à trois, au moment du refroidissement on y ajoute minium ( oxide de plomb rouge ) depuis un gros jusqu'à deux.

On l'emploie aussi dans les maladies des paupières et de la même manière que la précédente.

*Pommade avec le précipité rouge. ( Oxide rouge de mercure. )*

Faire fondre sur un feu très-doux beurre frais non salé trois onces, cire blanche quatre gros. Au moment du refroidissement ajoutez en mêlant très-exactement,

Camphre en poudre un gros, précipité

rouge (oxide rouge de mercure) un gros. Pour une pommade dont on peut varier beaucoup les différentes proportions en ajoutant du camphre.

C'est elle qu'on débite sous une infinité de noms différents : les uns l'appellent pommade de Saint-Yves, les autres la désignent sous le nom de pommade de *Régent;* et tous ne manquent pas d'en donner très-peu pour beaucoup d'argent.

Très-bonne dans les maladies des paupières et dans celles qui se manifestent à la surface de l'œil; cette pommade ne doit jamais être employée lorsque la rougeur et l'inflammation ne font que de commencer.

### *Pommade à vésicatoire.*

Baume d'arceus une once, cantharides en poudre très-fine deux gros, mêlez très-exactement.

Pour panser tous les jours un vésicatoire, et dans le cas où il faut provoquer, ou entretenir son écoulement continuel.

## EMPLATRES.

Compositions plus ou moins tenaces que

l'on applique pour coller et adhérer sur la peau, et les y laisser toujours pendant huit ou quinze jours au moins. Quoiqu'on les trouve tout faits chez les apothicaires, on a quelquefois besoin d'en préparer de particuliers suivant le but et l'objet qu'on veut se proposer.

### *Emplâtre de poix.*

On coupe un morceau de peau blanche fine et douce, on étend dessus un morceau de poix blanche (dite de Bourgogne), pour appliquer d'une manière convenable et suivant la forme de la partie : il est toujours nécessaire que la poix soit épaisse ; quelquefois on la saupoudre, avec une pincée de sel bien fin... avec du sel ammoniaque... de la moutarde... du fenouil... de l'opium... du poivre... de la mirrhe... de l'émétique... souvent on mélange deux ou trois de ces substances suivant le besoin ; dans tous les cas où il faut exciter une sécrétion particulière de quelques grands organes à l'estomac, à la poitrine, et faire cesser le spasme qui s'y est manifesté.

### *Emplâtre de ciguë camphré.*

Etendre l'emplâtre de ciguë sur le morceau de peau blanche coupé de la forme qu'on le désire, le saupoudrer avec du camphre réduit en poudre fine, ajouter quelquefois opium, sel ammoniac et fenouil aussi en poudre, depuis vingt jusqu'à trente grains.

On peut remplacer la poix de Bourgogne et l'emplâtre de ciguë soit avec celui de Nuremberg camphré qu'on auroit précédemment amolli en le faisant fondre avec un peu d'huile, soit avec le dyachilon gommé, ou bien encore avec le diapalme que l'on saupoudre aussi de la même manière.

## SACHETS.

C'est avec des plantes plus ou moins odorantes et aromatiques desséchées, cassées ou coupées menues, qu'on fait un mélange de poudre grossière pour l'enfermer dans de la toile claire et douce, en confectionnant un sac suivant la forme de la partie sur laquelle on veut l'appliquer. Ainsi on prend des feuilles de roses quelle qu'en soit la couleur, de celles de menthe, de sureau, de sauge petite ou grande, de mélisse; on les réduit en poudre, on les mêle avec un peu de coton cardé, et on forme un sachet carré long, pour appliquer sur la tête d'un enfant qui, resté longtemps à venir au monde, éprouverait à la peau du crâne un gonflement et de l'enflure le lendemain ou le surlendemain de sa naissance. Souvent on plonge dans une infusion faite avec les fleurs de mauves et de sureau, le sachet, pour l'appliquer un peu chaud après l'avoir bien exprimé avec les doigts; il n'a besoin que d'être humecté.

## CHAPITRE V.

### *Préservatifs contre les maladies contagieuses.*

Si les gardes-malades par état sont le plus souvent et les premières exposées à tous les foyers de contagion, il est donc absolument nécessaire qu'elles connaissent aussi les moyens qui peuvent les en préserver. Tout en les supposant bien portantes, partout où il existera une maladie grave, épidemique, ou facile à contracter pour les assistans; c'est alors qu'elles doivent faire tout ce qui dépendra d'elles pour demeurer saines et sauves, afin de ne pas interrompre leurs services et ne courir aucun danger; pendant très-long-temps, elles n'ont connu d'autres préservatifs, ou au moins d'autres moyens qu'elles regardaient comme tels, que de faire brûler du sucre, des baies de genièvres, des substances odorantes, désignées pompeusement sous le nom de pastilles orientales, de la cire d'Espagne; elles répandaient des eaux de senteurs spiritueuses, aromatiques; projetaient du vinaigre sur la pelle à feu qu'elles faisaient rougir; outre les inconvénients quelquefois graves qui résultaient de charger de vapeurs étrangères l'air de la chambre des malades, cela ne servait absolument à rien pour l'objet qu'elles avaient en vue de remplir. Bien certainement il vaudrait beaucoup mieux, pour n'avoir aucun risque à courir, s'éloigner du malade, fuir bien vite, et ne point approcher celui qui en est atteint; mais heureusement pour nous qu'il n'existe pas d'exemple d'un semblable égoïsme, du moins j'aime à le croire; tout au contraire en cherchant tout ce qui peut procurer quelque soulagement aux malheureux qui souffrent, on s'empresse de leur témoigner du zèle, de l'attachement, de leur porter des secours, de leur prodiguer des soins de toutes les manières. Alors il est bien important de recommander aux gardes de ne rien faire qui puisse exciter le moindre dérangement, dans les fonctions de l'estomac, et n'altérer en rien son état habituel; par conséquent de se bien nourrir, d'éviter tout ce qui serait à même de diminuer, suspendre, ou arrêter la transpiration. Il faut qu'elles aient soin de s'armer de courage, de fermeté, d'être minutieuses sur tous les soins de propreté, d'avoir toujours près d'elles de l'eau fraîche en abondance dans laquelle elles ajouteraient du vinaigre pour se laver souvent les mains. Nous allons à ces diverses précautions, joindre quelques nouveaux moyens préservatifs, auxquels il pourra leur être bon d'avoir recours en temps et lieux.

1°. *L'usage des toniques pris à l'intérieur.*

Parmi les toniques qui ont été préscrits en pareille circonstance, tous sont presque des infusions faites dans l'esprit-de-vin, ou dans l'eau-de-vie, et toutes chargées de substances aromatiques dont l'action se fait sentir sur l'estomac. Nous citerons plus particulièrement les suivantes qu'on peut faire à volonté et qui nous ont paru bonnes, parce qu'elles remplissent parfaitement le but qu'on se propose; les voici:

Prendre deux onces de quinquina en poudre, quatre gros de cascarille, trois gros de vanille, et trente grains de safran de Gatinais, deux bouteilles de vin d'Espagne, à son défaut du bon vin blanc de Champagne non mousseux, ou tout autre, sucre une livre, éther un gros.

Après avoir mis le quinquina, la cascarille, la cannelle et le safran, pulvérisés, infuser à la chaleur de l'atmosphère dans un vase avec le vin, on y ajoute le sucre et deux petits verres d'eau-de-vie ordinaire; on le laisse reposer pendant deux jours, en remuant seulement de temps en temps pour faciliter la dissolution... Il faut ensuite passer à clair et y ajouter l'éther en mettant le tout dans des bouteilles pour conserver ensuite dans un endroit frais et s'en servir au besoin.

On en prend deux fois par jour, par petit verre seulement, un peu avant de manger, soit pur, soit étendu dans une infusion aromatique et amère faite avec la camomille romaine ou la petite centaurée.

*L'infusion spiritueuse de quinquina et de serpentaire de Virginie*

A été encore recommandée non seulement comme préservatif, mais encore pour le traitement de ces différentes maladies. On la prépare de la manière suivante : Prendre deux onces de quinquina en poudre, trois gros de serpentaire de Virginie, écorces d'oranges amères une once et demie, safran quatre scrupules, cochenille deux scrupules, esprit-de-vin ordinaire, vin d'Espagne ou bonne eau-de-vie vingt onces à faire infuser à chaud pendant quelques jours, tirer à clair ou filtrer et conserver, pour en prendre par cuillerées à bouche et de la même manière que la précédente.

*Les fumigations faites à l'extérieur.*

On les exécute de plusieurs manières ; une garde intelligente peut les faire comme toute autre personne, d'abord en mélangeant à quantité égale du sel de nitre et des fleurs de soufre, ou même du soufre en canon grossièrement pulvérisé ; après avoir placé dans un coin de la chambre ce mélange contenu dans une casserole, ou tout autre vase en terre cuite, elle y mettra le feu en jetant dessus un charbon bien allumé, pour laisser ensuite, pendant tout le temps de la combustion, dégager la vapeur qui doit détruire les miasmes contagieux et délétères.

On les exécute encore avec l'acide muriatique par des procédés aussi simples, aussi faciles qu'ils sont peu dispendieux ; ainsi dans les lieux inhabités on prend un fourneau allumé sur lequel on place une terrine dans laquelle on met ensuite trois onces de sel marin en poudre grossière, après avoir versé dessus deux onces d'huile de vitriol, on s'éloigne, on ferme les portes et les fenêtres, ce que l'on peut réitérer aussi souvent que le besoin l'exige.

Lorsqu'on veut obtenir un effet plus doux, on promène la terrine sur le réchaud et on verse peu-à-peu l'huile de vitriol.

On augmente encore beaucoup l'effet de ces fumigations en mêlant le sel avec de l'oxide de manganèse, aussi en poudre grossière.

Lorsqu'on désire les faire sans feu on s'y prend de la manière suivante : dans un vase de verre, ou de terre cuite vernissée, on met quatre onces d'acide muriatique (esprit de sel, acide marin), manganèse en poudre deux gros, acide nitrique (eau forte) demi-gros. De suite il se dégage des vapeurs extrêmement piquantes qu'on retient en fermant le vase avec quelque chose et qu'on leve ensuite pour obtenir un nouveau dégagement toutes les fois qu'on en a besoin, tels sont tous les flacons désinfectants.

Enfin, comme l'indique le professeur Chaussier, et ce que les gardes peuvent aussi très-facilement exécuter, on met à part le mélange de sel et de manganèse tout fait, et tout préparé d'avance, on prend ensuite l'acide sulfurique : toutes les fois qu'on veut faire une fumigation on mêle une cuillerée de la poudre noire avec l'acide qu'on verse goutte à goutte.

« Pour comprendre, dit ce professeur, quel » est le mode d'action des fumigations d'acide » muriatique oxigéné, dont la découverte » est due à Monsieur Guyton de Morveau, » pour savoir combien elles sont efficaces » pour détruire tous les miasmes infects et » contagieux dont l'air peut être chargé, il » suffit d'observer que le gaz acide muriatique est non seulement le plus expansible, » le plus pénétrant de tous les gaz, mais encore qu'il est très-avide de combinaisons. » Lors donc que ce gaz se dégage, qu'il est » disséminé dans l'air, retenu, coercé » dans l'intérieur d'un local, il s'empare » aussitôt des miasmes qu'il y rencontre et » par conséquent il détruit leurs propriétés » délétères en formant des composés nouveaux ; mais outre cet effet chimique » bien démontré par l'observation et l'expérience, comme après ces fumigations

» l'air du local reste toujours pendant un
» temps plus ou moins long imprégné d'une
» certaine quantité de gaz acide muriatique
» bien reconnaissable par l'odeur qu'il con-
» serve, il devient pour ceux qui le respi-
» rent un stimulant énergique propre à
» exciter l'action des organes, augmenter
» l'énergie vitale des solides, changer la com-
» position des fluides. Ainsi ces fumigations
» doivent être considérées non seulement
» comme un moyen préservatif désinfec-
» tant propre à dépouiller l'air de miasmes
» contagieux dont il peut être chargé, mais
» encore employé avec art et avec les pré-
» cautions convenables elles deviennent,
» comme l'a souvent éprouvé le même
» professeur, un moyen curatif précieux et
» très-important dans plusieurs cas de mala-
» dies adynamiques... contagieuses ; ainsi
» donc on les emploiera avec le plus grand
» avantage dans les chambres des malades. »

3°. *Le chlorure ou muriate de chaux.*

Depuis peu, un pharmacien de Paris (M. Labaraque, rue S.-Martin) a fait des expériences qui ont eu le plus grand succès, avec cette substance qu'il vend toute préparée; on peut, en la faisant tout simplement dissoudre dans des terrines pleines d'eau, obtenir sur le champ la désinfection d'un endroit quelconque, imprégné de vapeurs infectes, nauséabondes, désagréables ou dangereuses, quelles que puissent en être la nature et la qualité.

Le même pharmacien débite aussi, sous le nom de *Chlorure de soude*, une substance qui, dissoute dans l'eau pour servir à de simples lotions, détruit également les odeurs aigres, acidules, fétides, insupportables; dans tous les cas de suppuration ancienne ou permanente, des ulcères gangréneux et putrides.

Il est inutile de faire remarquer combien tous ces procédés sont simples, faciles, et qu'une femme peut très-bien les exécuter, qu'il serait même à desirer qu'ils fussent toujours à leur portée, puisqu'ils n'ont besoin d'aucune espèce de manipulation, et qu'elles pourraient les employer en tous temps et en tous lieux, souvent même dans la plupart des besoins domestiques.

*L'eau fraîche.*

Il est bien démontré que l'eau employée à la chaleur de l'atmosphère au moins pendant les deux tiers de l'année, si utile d'ailleurs dans tous les temps, si nécessaire pour les usages de la vie, et qu'on peut trouver ou se procurer partout, lorsqu'elle est mélangée avec du vinaigre, lorsqu'on y ajoute un peu d'eau de Cologne, ou toute autre liqueur aromatique et spiritueuse, quand ce ne serait que de l'eau-de-vie, peut rendre encore de très-grands services pour écarter l'infection, soit qu'on la considère sous le rapport de l'action qu'elle exerce comme tonique, comme fortifiante, soit qu'on la considère seulement sous le rapport de la propreté dans toutes les maladies avec prostration, ou abattement et perte des forces, surtout si la contagion est à craindre.

Nous ne pouvons donc pas assez recommander à toutes les gardes, de ne pas craindre d'en user le plus abondamment qu'il leur sera possible, autant pour elles que pour les malades, nous allons même à ce sujet entrer dans quelques détails, sur l'usage et les propriétés de l'eau froide, dans plusieurs cas de maladies qu'il est bon de les leur faire connaître; mais avant tout il convient de leur recommander encore la propreté, surtout d'ouvrir les fenêtres de la chambre, pour renouveler l'air, et de ne pas trop la chauffer si c'est en hiver.

### *De l'eau froide comme moyen curatif.*

C'est principalement dans toutes les affections graves, lorsqu'il se manifeste des ulcères avec escarres, avec des érosions gangréneuses au sacrum que nous aurons encore à la récommander aux gardes-malades, quoique la plupart des médecins les aient regardés comme des dépôts critiques de la maladie, quoique plusieurs d'entr'eux les aient attribués à la pression seulement, l'observation semble prouver tout le contraire. 1°. Si ces ulcérations étaient des dépôts critiques, la maladie cesserait du moment où elles viendraient à paraître. 2°. Si elles provenaient de la pression du poids du corps, on les trouverait chez tous ceux qui restent long-temps dans le lit; cependant les blessés vigoureux, les hommes sains en sont exempts. On ne les voit que chez ceux qui ont perdu leurs forces, chez les scorbutiques, lorsque la fibre est molle, dans un relâchement absolu; dès les premiers jours d'une maladie il y a entamure; si on ne porte pas tous ses soins pour la prévenir et l'empêcher, elle s'étend, forme une large plaie, quelquefois plus douloureuse et plus pénible que la maladie elle-même.

« La nature, le caractère de la maladie, le « tempérament du malade, l'état et la « couleur de la peau, feraient facilement pré- « voir à la garde, et dès les premiers instants, « cette disposition à la gangrène; les pom- « mades, les onguents gras, les cérats épis- « pastiques, les liniments avec l'huile, l'eau- « de-vie, et le blanc d'œuf que l'on emploie, « sont le plus souvent inutiles; mais il est un « moyen plus simple et en même temps plus « efficace pour prévenir la formation de ces « ulcères, c'est de laver chaque jour la peau « des reins, des jambes, du sacrum, avec une

« éponge trempée dans l'eau froide, et en-
« suite de bien essuyer la partie avec un linge
« doux et sec, quand bien même cela ne
« serait qu'un soin de propreté : ces lotions
« seraient utiles, car en nettoyant la peau
« elles donnent du ressort aux petits vais-
« seaux entassés, aux follicules des tégumens;
« elles renouvellent, facilitent la transpira-
« tion, modèrent ces chaleurs, ces pesan-
« teurs des reins dont se plaignent les mala-
« des, et portent dans tout leur corps une
« fraîcheur agréable, toujours salutaire; il
« suffit même de faire ces lotions une fois par
« jour, pour ne pas fatiguer le malade par
« des mouvements souvent répétés; on pro-
« fite du temps où on lui administre un
« lavement; on peut quelquefois et dans
« certains cas, comme nous l'avons déjà dit,
« y ajouter un peu de vinaigre, mais il
« importe toujours qu'elle soit froide, ou
« au moins fraîche, condition qui contribue
« beaucoup à son effet salutaire. »

Si ces mêmes lotions avec l'eau froide sont utiles pour les adultes, elles ne sont pas moins nécessaires aux enfants; on regrette même de ne pas les y voir assujétis par l'habitude; il faudrait qu'elles leur fussent aussi obligatoires que les aliments, en un mot qu'il leur fût impossible de s'en passer: rien ne contribuerait peut-être davantage à leur faire contracter l'aptitude à braver impunément toutes les variations atmosphériques, et de s'exposer hardiment à supporter les alternatives du froid et de la chaleur; elles contribueraient à entretenir dans un équilibre permanent toutes leur fonctions internes, à les consolider dans un état de vigueur constante et les faire jouir de la santé la mieux établie.

Pour les lotions des pieds en tout temps, soit qu'elle les fasse exécuter avec de l'eau chaude en hiver et de l'eau froide en été, une garde ne doit jamais les perdre de vue; la propreté des pieds empêche les chaleurs, les démangeaisons, les excoriations qui résultent du séjour de la sueur entre les orteils; elle fait cesser principalement l'odeur fétide et insupportable qu'elle contracte lorsqu'elle y séjourne long-temps après une longue marche à pied; dans les engelures des talons chez les enfants c'est un des grands et principaux moyens qu'on peut employer pour les faire cesser ; souvent même dans les affections goutteuses on a vu l'enflure et la rougeur des articulations des pieds cesser et disparaître avec la douleur qui les accompagne par de simples lotions à l'eau fraîche répétées tous les jours avant de se mettre au lit ; enfin le vrai remède à un coriza ( rhume de cerveau ) c'est de laver les pieds avec l'eau fraîche.

Mais dans plusieurs cas de pertes sanguines, dans ces hémorrhagies considérables qui arrivent si souvent et au moment qu'on y pense le moins, même d'après les accouchements les plus heureux, l'eau froide est encore le meilleur moyen stimulant qu'on peut employer en pareil cas ; la garde saura qu'il faut y ajouter du vinaigre, en imbiber des serviettes, des compresses pliées en sept à huit doubles et plus ou moins larges, pour les appliquer sur toute l'étendue du bas ventre, dans l'intérieur des cuisses, autour des pieds même; si la femme y éprouve de la chaleur, elle aura soin de les renouveler, de les humecter, de les refroidir si elles sèchent ou s'échauffent; il n'y a pas non plus de danger d'en faire boire à la malade, si elle a soif; elle la donnera par tasses plus ou moins rapprochées, en ayant soin d'y mettre du sucre et un peu de vinaigre ou un sirop acide, de l'esprit de nitre dulcifié, si elle peut en trouver assez tôt.

Dans les saignements de nez, si l'on craint quelqu'hémorrhagie qui débilitent toujours trop en pareil cas, elle ne doit pas redouter d'avoir recours à l'eau froide, d'y faire plonger les pieds, les mains, d'en jeter à la figure; car on l'a toujours considérée comme un stimulant aussi prompt qu'il est actif, capable enfin de faire cesser les impressions spasmodiques et surtout la chaleur, d'arrêter par conséquent tout écoulement sanguin avec ou sans hémorrhagie.

Enfin tous les jours une garde peut être témoin d'asphixies produites par la braise ou le charbon; elle doit savoir alors qu'après avoir porté le malade au grand air, après avoir mis son col et ses épaules à nu, il faut lui jeter de l'eau froide avec ou sans vinaigre par toute la figure, le frotter avec des linges mouillés, ensuite avec d'autres un peu chaud pour l'essuyer, et recommencer les irrigations froides, alternativement lui donner des lavements avec l'eau froide salée; c'est avec l'eau froide de préférence à toute autre chose qu'elle tourmentera donc la personne asphixiée jusqu'à ce qu'elle soit revenue à elle-même.

*Des soins à donner aux femmes en couche.*

Si par la série de services tendres ou affectueux qu'elles se rendent entre elles dans les diverses circonstances de la vie, si par les attentions et l'intérêt réciproque qu'elles se manifestent au moment de leurs couches, les femmes paraissent avoir été désignées par la nature elle-même pour surveiller et protéger pour ainsi dire l'enfant nouveau né, jusqu'après son adolescence, nous ne devons pas craindre d'entrer ici dans quelques détails un peu circonstanciés sur ce moment si important pour elles dans le cours de la vie; ils ne pourront que servir à éclairer les gardes dans tout ce qu'elles sont tenues de faire pour bien remplir la tâche qui leur est imposée pendant tout le temps que doit durer le moment des couches; soit qu'elles le fassent par devoir, soit qu'elles y soient obligées par des promesses qui doivent leur être sacrées, dès l'instant qu'elles en ont contracté l'obligation.

Mais comme les différences essentielles qui constituent l'état particulier de la femme, consistent autant dans sa stature et ses proportions, que dans la conformation des principaux organes qui la rendent apte à la reproduction, les changements alternatifs et périodiques qui s'y opèrent doivent par conséquent influer sur elle d'une manière plus ou moins marquée. On peut donc assurer sans crainte de se tromper que, du moment où l'âge et le développement auront déterminé les règles, chez une jeune fille, elles doivent régulièrement reparaître à des époques fixes, à moins qu'elles ne soient interverties par quelques causes de maladie, ou par la grossesse.

Si, pendant l'espace de quatre à huit jours de leur durée, les mamelles durcissent et deviennent plus sensibles, si toutes les autres fonctions augmentent d'énergie, il n'en est pas moins vrai qu'après leur terminaison les femmes rentrent peu-à-peu dans leur état habituel et particulier.

Mais, si la grossesse survient, il s'opère beaucoup d'autres changements qui résultent essentiellement du temps que l'enfant doit parcourir pour se développer jusqu'à sa naissance, de l'espace qu'il doit occuper, et de la température qui lui est nécessaire; quoiqu'elle ne soit pas plus un état de maladie que l'accouchement qui doit la suivre, cependant il ne faut jamais perdre de vue que ces deux fonctions peuvent, comme on ne le voit que trop souvent, développer une infinité d'affections plus ou moins graves, et qui résultent presque toujours d'erreurs ou de fautes commises, soit dans le régime, soit dans les habitudes, ou enfin d'autres dispositions individuelles; ainsi par suite des principaux changements qui s'opèrent dans la constitution d'une femme pendant les deux cent soixante jours au moins que durera sa grossesse, il est de toute nécessité qu'elle se conforme à un régime de vie doux et tranquille, qu'elle recherche et demeure autant qu'il lui sera possible au grand air, mais en ayant toujours attention d'éviter les passages alternatifs trop brusques d'une température à une autre, qu'elle fasse sa principale nourriture d'aliments tendres et faciles à digérer, qu'elle ne boive que de l'eau rougie, et pendant les repas une quantité de vin pure proportionnée au besoin qu'elle en aura; qu'elle se prive de liqueurs fortes, qu'elle ne prenne du café qu'avec la plus grande modération, qu'elle s'interdise absolument tout exercice violent, qu'elle fasse des promenades à pied, mais sans amener la fatigue, qu'elle se couche de bonne heure, qu'elle évite absolument toutes les grandes émotions, enfin qu'elle recherche avec soin toutes les occupations douces, agréables; son médecin décidera si elle doit être saignée; qu'elle soit vêtue chaudement, bien couverte, sans compression et sans ligature.

D'après ce mode particulier de conduite, si l'ébranlement général qui doit déterminer le moment de la sortie du fétus vient à se décider, tout se passe de la manière la plus conforme au gré de tous. La femme éprouve seulement après l'acouchement fini un léger frisson, bientôt suivi de moiteur, et de ce sommeil doux et tranquille auquel succède enfin le calme parfait dont elle jouit alors avec délices.

Quoique par habitude, ou par leur manière d'être, la plus grande partie des femmes soient bien éloignées de se gouverner comme nous venons de le dire ; il n'en est pas moins vrai que, si elles veulent braver les courants d'air, s'exposer continuellement au grand froid, à l'humidité, si elles éprouvent une surprise violente, une frayeur vive, des chagrins profonds, si elles y joignent les écarts dans le régime, si elles troublent ou pervertissent leurs digestions, soit en déterminant à l'estomac une irritation quelconque, soit en le remplissant de matières mal digérées, l'indisposition se manifeste, et pour peu qu'elles soient débiles, ou blondes, il leur survient un état de chaleur brûlante à la paume des mains, à la plante des pieds ; des frissons vagues, isolés, partiels, parcourent d'une partie à l'autre du corps, les oreilles sifflent, elles bâillent, tombent en syncope, la perte se déclare, elles courent alors les plus grands dangers, si on ne se depêche de leur prodiguer les secours indiqués en pareille circonstance à l'article de l'eau froide employée comme remède; dans ce cas nous avons détaillé à la garde de quelle manière il était nécessaire de s'en servir.

Ainsi d'après les différentes considérations qui viennent d'être exposées, la garde à qui une femme sera confiée pourra prévoir et bien savoir d'avance quelles seront les suites heureuses ou malheureuses d'une couche, après ce qui sera arrivé dans la grossesse et pendant l'accouchement; cela doit même la conduire à se déterminer sur la manière dont elle devra préparer le lit, si elle veut le faire plus ou moins dur, plus ou moins garni de couvertures; elle aura dû prendre toutes ses précautions pour empêcher l'écoulement sanguin de percer ou d'imprégner les matelas; car, outre la malpropreté dans laquelle se trouverait la femme, quelques jours après le sang développe une odeur acidule, nauséabonde, putride, extrêmement désagréable pour tous ceux qui approchent, et oblige à des réparations forcées et imprévues; un morceau de toile cirée, du taffetas gommé, une étoffe de laine épaisse, un lambeau de tapisserie, et par dessus tout des draps pliées en plusieurs doubles, placés en travers, roulés d'un côté pour les dérouler de l'autre, lorsqu'on veut changer ce qui se trouve mouillé afin de rafraîchir et sécher les reins de la femme qui est couchée continuellement, seront les principaux moyens à mettre en usage pour remédier à tous ces inconvénients; elle éloignera de l'accouchée tout ce qui pourrait lui être nuisible, soit par les trop longues conversations, soit en l'occupant de toute autre chose que de sa situation; elle ne lui donnera à boire que peu à la fois de l'eau sucrée avec un peu d'eau de fleurs d'oranger, de l'eau rougie, si elle lui est agréable, froide pendant les premiers jours, ensuite tiède si elle ne nourrit pas, afin de favoriser les sueurs, la perspiration qui doit peu-à-peu et conjointement avec toutes les autres circonstances concomitantes la ramener à son état primitif; tous les jours, excepté ceux où la sécrétion du lait, ou plutôt la fièvre de lait, comme on le dit ordinairement, se développe; elle lèvera la malade si elle est forte, et en état de le supporter afin de rétablir le lit et changer tous les linges qui peuvent être imprégnés par les lochies. Son régime principal consistera à lui donner à manger, peu à la fois et souvent, des aliments tendres, du bouillon, du vermicelle au gras, un peu de viande rôtie, quelques compotes de fruits cuits à moitié sucre.

Qu'elles prennent donc garde de lui faire avaler une quantité énorme de boisson à la fois, qu'elles s'abstiennent de ces amples cafetières pleines d'infusions faites avec la canne, le liège, la pervenche, le tilleul, la feuille d'oranger; véritable inondation, qui débilite l'estomac, et les accidents surviennent; tandis qu'avec les ménagements et les précautions indiqués, une femme doit après huit à dix jours se trouver en état de reprendre peu-à-peu ses occupations habituelles; cependant il est bon de ne pas s'exposer trop au grand air, encore moins d'aller, poussée par le besoin d'une dévotion prématurée, séjourner trop long-temps dans une église, avoir froid, et rentrer chez soi pour encourir les risques, et passer par tous les périodes d'une maladie souvent grave, et presque toujours aussi dangereuse qu'elle était imprévue.

Les mamelles méritent aussi des attentions particulières; à commencer des premiers instants de la grossesse, elles se trouvent déja préparées pour la sécrétion particulière du lait qu'elles doivent élaborer; si la femme veut nourrir, tout se passe dans l'ordre établi par la nature, je ne vois pas d'inconvénient à donner à têter peu de temps après l'accouchement quand même l'enfant ne devrait le faire que pour mouler en quelque sorte le mamelon qu'il doit sucer ensuite : mais il faut avoir la plus grande attention de l'habituer sur le champ à des heures convenables, car de ces premiers besoins et des premières impressions qu'il reçoit dépandent le repos de la mère et son bien-être particulier; toutes les femmes qui, sous prétexte d'une tendresse souvent mal entendue, obéissent aux premiers cris d'un enfant et sacrifient de gaieté de cœur à l'avidité du nouveau né leur repos et sa santé, sont très-blâmables: car, outre la privation absolue du sommeil et de toute espèce de tranquillité, le lait dans les mamelles n'a pas le temps de s'élaborer et d'acquérir les qualités nécessaires pour la nutrition, et les enfants deviennent malades, éprouvent des coliques, ils sont maigres, chétifs, rabougris; heureux encore s'ils en sont quittes pour quelques cuillerées de sirop amer. Tandis qu'il n'y aurait eu d'autre besoin que de les laisser coucher et d'avoir eu assez de force pour résister à leur premier cri.

Nous répétons donc encore aux femmes et aux gardes que, pendant les six premières semaines, un nouveau né n'a d'autre besoin que de téter et de rester couché, son existence n'étant pour ainsi dire que végétative; pourvu qu'il soit tenu très-proprement, bien lavé avec l'eau tiède, et changé à des heures réglées, il ne lui faut rien autre chose; ce n'est qu'après ce temps qu'on pourra commencer à lui donner quelques cuillerées à café de fécule cuite avec du lait, quelques cuillerées de panade claire, un peu salée, sucrée ou non, car on a agité la question de savoir si le sucre étoit de nécessité indispensable aux enfants nouveau-nés; il a été prouvé que non: quoique le sucre soit une substance agréable, nécessaire lorsqu'on en a contracté l'habitude, il n'en est pas moins vrai qu'on ne doit pas le considérer comme tel pour les enfants naisants, qui n'ont encore aucun goût bien développé; pourquoi donc enfin toujours sucrer leur boisson, leurs aliments? Plus bas nous en donnerons d'autres raisons.

A Paris, et dans toutes les grandes villes, une femme qui se décide et entreprend d'allaiter et de soigner elle-même ses enfants, doit, tout en se nourrissant comme nous l'avons dit, renoncer à toute autre chose; elle doit éviter les assemblées, le bruit, rester concentrée chez elle, se coucher de bonne heure: le repos et la tranquilité lui sont d'une nécessité absolue et indispensable. Le bonheur et la satisfaction qu'elle éprouve à remplir ce devoir, si naturel d'ailleurs, la dédommagent bien des autres plaisirs de la société; intéressante sous tous les rapports, elle jouit la première du premier sourire de l'être qu'elle chérit ; elle contemple d'avance toute la satisfaction qu'elle doit éprouver par la suite; mais combien d'autres qui, par état et par leur genre d'occupation, ne peuvent pas, lors même qu'elles le voudraient, avoir un semblable avantage.

Mais si la femme ne nourrit pas, dès le 3e jour, souvent même dès le 2e, les mamelles gonflent, deviennent dures; il survient un engorgement momentané qu'on ne peut faire cesser qu'à l'aide des sudorifiques; quelquefois même on est obligé d'avoir recours aux applications topiques avec des serviettes chaudes, des papiers trempés dans l'huile, des linges fins imbibés d'une infusion chargée d'alun, les lochies augmentent et durent beaucoup plus long-temps; il faut alors provoquer des sueurs plus abondantes, et tarir entièrement tous les éléments du lait, dont la nature avait préparé long-temps d'avance tous les premiers éléments; souvent il en survient des affections arthritiques qui persistent plus ou moins long-temps.

Ce n'est qu'avec les plus grandes attentions dans les soins, le régime et toutes les autres circonstances qu'on parvient à les en débarrasser; affaiblies par la diète rigoureuse à laquelle on doit les soumettre, il leur reste souvent une pâleur et une décoloration qui subsiste encore bien long-temps après l'accouchement; les sueurs et les lochies durent jusqu'au retour des règles, qui ne reparaissent qu'au bout de trente, quarante, et quelquefois cinquante jours.

Les principales maladies qui surviennent aux femmes en couches, auxquelles les gardes doivent apporter la plus grande attention, sont :

Les abcès des mamelles.
La fièvre éphémère.
La fièvre puerpérale.
La fièvre miliaire.
L'inflammation de la matrice.

*Les abcès des mamelles.*

Souvent en nourrissant, et même sans allaiter, une femme, peu de jours après sa couche, peut éprouver un état d'engorgement inflammatoire à une des mamelles, quelquefois à toutes les deux: si l'impression subite de l'air froid, si l'application de quelque substance contraire dans le cas dont il s'agit, si un coup, ou une pression exercée par des vêtemens étroits, serrés, si la succion de l'enfant, des affections morales, tristes, un accès de colère, sont la cause première de l'irritation déterminée, il sera encore nécessaire que la garde fasse la plus grande attention non seulement aux causes qui viennent d'être désignées; mais encore, si la femme en couches a éprouvé des frissons vagues, partiels ou généraux, si la douleur devient sur le champ très-aiguë, s'il y a rougeur, tuméfaction sous les aisselles, s'il n'y a qu'une, ou si les deux mamelles sont prises.

Dans tous les cas, elle continuera à faire téter l'enfant si la femme nourrit; si elle ne nourrissait pas, elle aura recours aux cataplasmes émollients les plus simples, ceux que nous avons indiqués, car les commères n'en ordonnent le plus souvent que de très-compliqués; elle mettra d'elle-même la femme à la diète la plus sévère, elle ne lui donnera que du bouillon; s'il y survient abcès, le médecin décidera s'il est nécessaire d'en faire l'ouverture; elle continuerait les cataplasmes et de petits emplâtres d'onguent de la mer; si l'abcès perce seul, elle fera de même, de temps en temps; pour entretenir la propreté on y fera des frictions avec un linge imbibé d'huile, ce qui est bien préférable à toute autre décoction aqueuse.

### *La fièvre puerpérale.*

Si par une des causes que nous avons indiquées plus haut, vers le quatrième jour il survient le hoquet, des nausées, des envies de vomir, accompagnées de chaleur à l'épigastre, de vertiges, d'insomnie, de douleur dans le bas ventre, si les lochies se suppriment, et que la fièvre puerpérale se déclare, les mamelles s'affaissent, tout indique une maladie grave, dont les suites sont presque toujours funestes; la garde ne doit dans ce cas rien faire, rien administrer que d'après les avis du médecin.

### *La fièvre éphémère.*

Bien qu'on la considère comme de la fièvre occasionnée par le lait, il n'est pas moins vrai que presque toutes les femmes en couches y sont sujettes, qu'elle peut en quelque sorte être considérée comme indépendante du lait, pas plus que de son séjour dans les mamelles, et qu'enfin elle peut survenir depuis le surlendemain de l'accouchement jusqu'au dixième ou douzième jour après, et que toutes les femmes en ont plus ou moins, soit qu'elles nourrissent ou qu'elles ne nourrissent pas.

*La fièvre miliaire.*

Elle peut être simple et sans aucun autre accident, compliquée avec une autre fièvre et cesser de la manière la plus heureuse, quelle que soit sa cause occasionnelle : lorsque les forces se soutiennent, lorsque les mamelles conservent le volume qu'elles doivent avoir, lorsqu'il ne survient aucune suppression dans les lochies, en faisant observer la diète, le repos, la tranquillité, en favorisant les sueurs, elle se termine ordinairement d'une manière favorable.

*L'inflammation de la matrice (de l'utérus).*

Peu de temps après l'accouchement, s'il

survient des frissons plus ou moins forts, plus ou moins marqués, et que la chaleur de tout le corps vienne à les remplacer de suite, si la tête est lourde, pesante, douloureuse, et que la femme éprouve de la fièvre, si elle a soif, si elle ressent une douleur très-vive, très-piquante dans un des côtés du bas ventre, si elle est constipée, ou qu'elle éprouve des envies d'uriner très-fréquents, si le ventre est extrêmement sensible, et que les lochies se suppriment, si les mamelles deviennent molles, le visage rouge, coloré, si l'agitation est très-forte, qu'elle trouble les idées, qu'elle interrompe le sommeil, si la respiration devient gênée, avec délire, convulsions, rarement la malade passe le dixième ou le onzième jour; aussi, pour peu qu'elle aperçoive quelques-uns des symptômes dont nous venons de parler, la garde ne doit pas attendre; il y a inflammation de l'utérus (matrice): il faut appeler le médecin qui ordonnera tout ce qu'il est nécessaire d'employer pour mettre un terme à tous les accidents graves qui pourraient survenir.

Telle est la série des attentions premières

que doit apporter dans le moment des couches une garde intelligente ; elle est pour ainsi dire celle sur qui doivent rouler tous ces détails : nous n'avons pas besoin de lui recommander ce qui est d'un usage constant, comme tout ce qui a rapport avec le linge de l'accouchée, s'il est nécessaire de l'employer chaud ou froid, la manière dont elle doit s'y prendre pour la déshabiller lorsqu'elle est encore sur le lit où s'est fait l'accouchement, les précautions qu'elle doit prendre pour la vêtir convenablement ; en un mot tout ce qu'elle doit lui fournir de moyens propres à modérer, diminuer le grand afflux de sang ; elle aura soin de ne pas la laisser marcher d'un lit à l'autre, mais de la faire porter si elle n'est pas assez forte pour le faire elle-même : trop d'inconvénients graves résultent de tout ce qu'on peut faire de contraire aux précautions exigées dans cet instant, où fort souvent encore la joie, l'impatience, le tumulte des assistants et de ceux qui s'intéressent à une femme, ne sont que la cause indirecte de bévues et de maladresses involontaires.

Elle est donc en quelque façon la seule qui puisse veiller à ce que l'accouchée soit placée convenablement dans son lit, qu'elle n'ait pas la tête trop élevée, que ses jambes soient étendues et légèrement fléchies sur elle-même, qu'elle prenne garde de ne pas trop parler, qu'elle observe la plus grande tranquillité, qu'elle ait soin de ne pas se retourner sur les côtés ; enfin, comme le repos et le sommeil sont encore deux des choses les plus importantes pour la malade, elle veillera à ce qu'on fasse le moins de bruit possible aux alentours, en ouvrant ou fermant les portes de la chambre; d'après les lotions d'usage, s'il était nécessaire de les rendre adoucissantes ou astringentes, elle attendrait la prescription du médecin : ce n'est que de cette manière et s'écartant le moins qu'il sera possible de tout ce que nous avons mentionné dans toutes les circonstances des couches, qu'elle aura lieu d'espérer un prompt retour à l'état primitif de santé où se trouvait la femme avant sa grossesse.

*Des soins à donner aux enfants naissants.*

La manière plus ou moins adroite ou expérimentée avec laquelle une garde est obligée de recevoir et gouverner l'enfant qui vient de lui être remis par celui ou celle qui en a assisté la mère dans les douleurs de l'enfantement, est encore une des choses les plus importantes de son ministère; elle doit parfaitement connaître tous les détails des premiers secours à lui administrer; d'un coup d'œil elle doit juger s'il est faible ou vigoureux, par conséquent quelles doivent être toutes les choses qui pourront lui être utiles ou nécessaires. Le plus souvent quoiqu'il ne se trouve rien de difficile à exécuter dans les soins à donner à un enfant, il faut avouer cependant qu'il se rencontre aussi des circonstances qui exigent d'elle le plus grand sang froid, l'aptitude la plus consommée et la prudence la mieux réfléchie.

Si les cris d'un enfant nouveau né, si ses mouvements, sa manière d'être, annoncent de la force et de la vigueur, la garde le reçoit dans des linges propres, chauds; elle se retire à l'écart en été, pendant l'hiver auprès du feu; excepté la tête qu'elle essuie seulement, elle le lave partout le corps avec un linge ou une éponge qu'elle imbibe avec l'eau tiède qu'elle doit avoir auprès d'elle dans une cuvette ou tout autre vase analogue; après l'avoir bien essuyé, détergé de toutes les traces de sang dont il a pu se trouver imprégné, elle prend un linge doux, ou mieux encore un morceau de flanelle enduite d'un corps gras, du beurre, de l'huile ou du saindoux, pour enlever la matière blanche, onctueuse qui adhère au pourtour des membres et du col, sous les aisselles, dans les plis de l'aine, sur le dos; lorsque tout est fini, elle l'habille en ayant soin de ne pas le surcharger de têtieres et de langes de laine; après avoir maintenu par une bande circulaire un peu large les restes du cordon ombilical noué avec du fil, elle l'enveloppe de compresses pliées en sept à huit doubles et sur la première desquelles elle aura mis un peu de beurre frais ou d'huile; elle examinera bien l'intérieur des narines, des oreilles, elle verra si rien n'en ferme l'entrée, les langes bien pliés, relevés et maintenus par des épingles plantées la pointe en dehors ou cousues avec du gros fil, elle placera l'enfant sur un oreiller étendu et couché sur un des deux côtés, dans un endroit sûr et à l'abri des courants d'air ; ce qu'elle continuera pendant tout le temps qu'il lui sera confié.

S'il est dans un état de faiblesse ou de langueur, s'il est dans un état presque voisin de la mort, s'il ne crie pas ou au moins très-faiblement, comme celui ou celle qui a coupé le cordon a dû s'en apercevoir, on doit laisser couler un peu le sang, surtout si la tête est violette; la garde doit ensuite le prendre avec les plus grandes précautions, l'envelopper de linges bien chauds, lui faire avec un morceau d'étoffe de laine un peu rude, des frictions sur le dos et toutes les autres parties de son corps alternativement; après un certain temps, si les mouvements et les cris n'augmentent pas, elle lui fera prendre un bain d'eau chaude, dans la cuvette qu'elle aura préparée, et le faisant plonger jusqu'à la poitrine seulement et lui tenant la tête appuyée sur un de ses bras, assez relevée pour qu'il soit garanti de la vapeur; elle pourra le frotter après l'avoir sorti du bain avec des linges chauds imprégnés de quelque liqueur aromatique ou spiritueuse; toutes autres choses qui puissent être employées après ces premières tentatives, comme les saignées par le cordon ombilical plus ou moins souvent répétées, les insufflations d'air par le moyen d'un tube recourbé, ou de la canule du larinx, les embrocations, les applications topiques sur la tête, le dos, la poitrine, le ventre, etc., rentrent dans le domaine du médecin ou de l'accoucheuse, la garde n'a plus rien à faire qu'à les aider. Elle pourra encore lui souffler du vin chaud sur la figure, sur les membres, lui en mettre dans la bouche, lui stimuler les narines avec la barbe d'une plume, lui donner un petit lavement avec un peu d'eau salée. Le tout est de bien s'entendre, de ne faire qu'une seule chose à la fois, de ne pas se fatiguer, et de metttre surtout de la persévérance, car on a vu des enfants renaître qui, sans tous les soins qu'on leur a prodigués pour les faire vivre après l'accouchement, n'eussent certainement jamais donné le moindre signe d'existence.

Si l'enfant doit passer entre les mains d'une autre pour être nourri, il ne reste plus à la garde qu'à s'en occuper jusqu'à ce que l'étrangère soit arrivée; qu'elle prenne garde de ne pas le noyer avec de l'eau sucrée, comme cela se voit tous les jours, car le sucre est-il bien nécessaire à un enfant?...non...

Avant que le sucre ne fût connu, et dès son origine, il ne fut employé que dans les substances médicamenteuses; cependant les enfans ne s'élevaient pas moins bien, ils n'étaient pas moins forts et vigoureux : lorsqu'au lieu de lui donner de l'eau sucrée, suivant l'habitude actuelle, on lui frotta les lèvres avec de l'ail, et qu'on lui mit du vin dans la bouche, Henri IV n'en fut pas moins fort, courageux, galant et bon roi.

Les enfants des campagnes sont-ils donc nourris avec des panades sucrées, et cependant ils sont forts et robustes; en effet dit à ce sujet le professeur C.... « Qu'exigent les « enfants naissants? la chaleur, la propreté, « le lait, des boissons douces, nourrissantes,

« d'une digestion facile, et certes, ces moyens « sont simples et nombreux ». Aussi, quand un enfant vient de naître, qu'il a été remis à la garde pour le laver, l'habiller, le premier objet qu'elle devra donc se proposer, c'est de lui faire évacuer le mœconium; cette matière noire et poisseuse qui précède les évacuations subséquentes; au lieu de l'inonder d'eau sucrée suivant la coutume habituelle, elle obtiendrait bien mieux ce résultat avec un peu d'eau miellée, et lorsqu'il en est besoin et ce que le médecin doit toujours décider, à une ou deux cuillerées à café de sirop de rhubarbe ou de pêchers.

Quant à la boisson habituelle à laquelle on pourrait avoir recours même en nourrissant un enfant à la mamelle, au bout des six premières semaines, on prépare une légère décoction de gruau d'orge, ou de mie de pain, que l'on fait bouillir avec ou sans racine de réglisse, passer ensuite et y ajouter de l'eau de fleurs d'oranger, de cannelle, ou d'anis, ce qui nourrit et soutient l'action de l'estomac, pour mêler avec le lait, lorsqu'on arrive à quelque nourriture plus forte, telles que le vermicelle, le riz, les panades, la soupe; au lieu de sucre, il faut toujours employer le sel. J'ai si souvent rencontré des enfants venus tout nouvellement de chez leur nourrice, où ils avaient si peu mangé de sucre qu'il leur répugnait toujours dans les premiers temps, et jusqu'à ce qu'ils y fussent habitués ; ils n'en étaient cependant pas moins bien développés, forts et robustes.

Si la garde reste chargée de continuer les soins à la mère et à l'enfant, elle ne doit donc avoir d'autre chose à surveiller pour celui-ci que la chaleur, la propreté et le sommeil, qui lui sont, comme nous l'avons déjà dit, d'une nécessité absolue: tout cela ne lui sera point difficile ni pénible; qu'elle y ajoute encore l'attention de placer le berceau en face la lumière, d'éviter les épingles, de changer assez souvent les linges pour qu'il ne soit pas gercé, entamé dans les plis des articulations.

Nous ne devons pas regarder comme superflu d'indiquer ici aux gardes, la marche qu'elles auront à tenir dans quelques-unes des maladies les plus habituelles des enfants du premier âge; une des plus ordinaires et qui se manifeste presque toujours d'une manière épidémique, ce sont les aphthes ou le muguet.

*Des aphthes.*

Si l'enfant éprouve une légère inflammation dans tout le pourtour de la bouche, s'il ressent de la douleur au moindre contact des aliments, s'il éprouve des nausées suivies de vomissements de matières glaireuses, s'il perd insensiblement ses forces, sa gaieté, qu'il soit abattu, morose, si dans tous les traits de sa figure on aperçoit une altération marquée, par suite de la contraction momentanée et alternative des muscles de son visage, la garde découvrira facilement que l'enfant a des aphthes dans la bouche, maladie que l'on désigne encore le plus souvent sous le nom de muguet. Quoi qu'il en soit, les aphthes sont caractérisées par des taches blanches, isolées les unes des autres, disséminées sur toute la membrane qui tapisse l'intérieur de la bouche, sans qu'il y ait pour cela de rougeur ou d'inflammation très-violente ou bien marquée; le plus souvent il n'existe que peu ou point de diarrhée ; si cette maladie se comporte de la manière la plus ordinaire et la plus simple, elle finit au dixième ou douzième jour. Mais si les boutons dans la bouche sont saillants, très-multipliés, posés presque les uns sur les autres, si leur apparition se renouvelle à mesure qu'il en tombe, l'enfant refuse nonseulement toute espèce d'aliments, mais il ne prend plus la mamelle qu'avec la plus grande difficulté ; il salive continuellement et beaucoup ; toute la membrane interne de la bouche ne forme presque plus qu'un seul escharre, une seule plaie; les évacuations sont extrêmement répétées, douloureuses, vertes, poracées ; les fesses, le bas des reins, l'anus même sont rouges, violets, feudillés, gercés, extrêmement douloureux ; le petit malade est dans une agitation et une insomnie presque continuelle; on a même vu cette affection se propager d'une manière épidémique et exercer les plus grands ravages principalement sur les enfants à la mamelle.

Pour y remédier, celle qui aura soin de l'enfant pourra recourir à toutes les choses adoucissantes, préparées avec le lait, les fécules, à l'eau d'orge légère et miellée; elle frottera l'intérieur de la bouche de l'enfant avec un pinceau de charpie imbibé de miel ordinaire, ou de miel rosat; elle lui donnera encore à des intervalles plus ou moins rapprochés quelques cuillerées de vin mêlé avec un sirop quel qu'il soit; mais si la maladie se complique, qu'elle devienne inquiétante comme le plus souvent aussi elle est épidemique et mortelle, elle aura recours aux conseils et aux avis d'un homme de l'art.

### *Brûlure.*

Inflammation subite, instantanée, plus ou moins considérable, produite par l'action du feu, ou d'autres corps extrêmement chauds.

Comme tous les jours un enfant peut être brûlé plus ou moins profondément, il devrait être pour ainsi dire réservé aux femmes qui le surveillent de le guérir, comme de lui donner les premiers secours, lorsque l'accident est arrivé. Si la brûlure n'est que superficielle, l'application subite de l'eau froide, glacée, de l'esprit-de-vin dont on imbibe un linge fin, et mieux encore celle de l'éther, suffisent pour empêcher la cloche de se lever. Mais si l'on ne peut y avoir recours assez promptement et que la phlictaine vienne à paraître, que la collection du fluide séreux qu'elle renferme soit considérable, il est très-convenable de l'évacuer par une légère ouverture pratiquée dans sa partie la plus inférieure avec une pointe fine d'un instrument quelconque, et de panser comme nous allons le dire... Mais si la brûlure est profonde, qu'il se développe rougeur, chaleur, douleur, et que ces accidents persévèrent, la suppuration est inévitable, alors il faut la recouvrir avec un cataplasme, et beaucoup mieux encore, délayer avec suffisante quantité d'eau de chaux, huile d'olives ou de l'huile d'amandes douces une ou deux onces, pour frotter la brûlure avec un pinceau, ou les barbes d'une plume ; on étend ensuite de cette pommade très-liquide sur des linges fins ou du papier sans colle, pour les maintenir, ensuite par un bandage approprié, et les renouveler deux fois par vingt quatre heures, jusqu'à la cicatrisation parfaite.

### *Carreau.*

Nom vulgaire, employé communément pour désigner chez les enfants le gonflement du bas-ventre, par suite de l'engorgement des glandes du mésentère. On a proposé pour remède à cette maladie, de passer autour du ventre de l'enfant qui en est attaqué, une bande de cinq à six pieds de long sur quatre à huit pouces de large, que l'on fait circuler autant de fois que le comporte sa longueur et la grosseur du malade; on le comprime peu d'abord en commençant, et par suite on le serre toujours en augmentant, jusqu'à ce qu'on obtienne de la diminution; mais cela peut-il être suffisant pour faire cesser une maladie pareille? nous ne nous permettrons pas de le juger; au surplus, en s'y prenant de cette manière, on ne risque pas de faire le moindre mal, et c'est encore une ressource à essayer. Puisque le carreau a toujours été considéré comme le résultat de la scrophule, ses causes les plus ordinaires sont à peu près les mêmes; il suffit qu'un enfant ait été nourri par une nourrice déjà grosse, qu'elle ait donné à l'enfant une trop grande quantité d'aliments préparés avec les substances farineuses, qu'il ait éprouvé la répercussion de quelques maladies de la peau, telles que la galle, des dartres, pour qu'il éprouve les accidents suivants : dabord des indigestions fréquentes ou presque continuelles, ses urines exhalent une odeur extrêmement forte, parfois le ventre est tuméfié et par suite le boursouflement est stationnaire, en passant la main dessus pour peu que l'on appuie on y ressent des duretés inégales, les évacuations alvines sont grises, blanchâtres, les digestions comme l'appétit sont très-variables, la fièvre est continue, souvent le malade maigrit à vue d'œil, et peu à peu les accident amènent l'hydropisie qui termine son existence.

Les meilleurs remèdes, en pareils cas, sont de mettre l'enfant à un bon régime, de ne lui domner que des aliments faciles à digérer, de lui faire prendre de l'exercice en plein air et exposé au soleil, de le frictionner partout le corps avec une brosse fine, ou un morceau d'étoffe de laine un peu rude et sèche; le matin on pourra lui donner quelques cuillerées d'une infusion amère aromatique, faite avec la camomille, la petite centaurée, préparées avec le quinquina, la rhubarbe, la gentiane; en un mot, tous ces élixirs amers doivent se donner à petite dose, mais long-temps continuée. Les bains froids pendant l'été, chauds pendant l'hiver, ne doivent pas être négligés; de temps en temps, pour donner de l'action à l'intestin, on le stimulera par des évacuants doux, tels que les sirops de pêches, de chicorée, celui de rhubarbe; l'huile de ricin pourroit même y être mêlée en l'aiguisant avec un peu d'eau de canelle spiritueuse.

### *Coqueluche.*

Rien de plus ordinaire que de voir, dans les temps froids et pluvieux qui précèdent l'hiver ou qui ramènent la belle saison dans nos contrées, presque tous les enfants, depuis l'âge de six à huit mois jusqu'à l'adolescence, attaqués d'une toux convulsive, dont les accès, quelquefois si violents, leur laissent à peine le temps de respirer dans les intervalles de l'inspiration nécessitée pour l'entrée de l'air dans la poitrine ; à chaque instant menacés de suffocation, ils s'arrêtent à tout ce qu'ils rencontrent; lorsqu'on leur supporte la tête avec une main appuyée sur le front, il leur semble éprouver un léger soulagement. A chacun des mouvements qu'ils font pour respirer dans le moment de la crise ils sifflent, la toux est rauque, plus ou moins sonore; ils rendent par le nez et la bouche des matières glaireuses, filtrantes, plus ou moins épaisses, le sang leur monte à la figure, ils deviennent pourpres, violets, les yeux s'emplissent de larmes très-abondantes, la secousse qu'ils éprouvent souvent est si forte qu'on en voit plusieurs lâcher involontairement et sans y rien sentir, leurs déjections urinaires et alvines. Une fois passée, ils reviennent peu à peu à leur état primitif, ils mangent beaucoup, et reprennent leurs jeux, comme s'il ne leur étoit rien arrivé; mais à la moindre agitation, au plus petit mouvement, au plus léger cri, tout recommence. Le plus ordinairement lorsqu'il se manifeste un saignement de nez plus ou moins considérable, la coqueluche est à sa fin; mais cela n'arrive guère que vers le trentième ou quarantième jour, quelquefois même beaucoup plus tard. Pendant tout le temps qu'elle dure on peut grandement les soulager par de légères secousses à l'estomac, produites au moyen de l'ipécacuanqa à petites doses, et répétées plus ou moins souvent; par l'emploi des sirops calmants, des potions huileuses ou mucilagineuses. En pareil cas la décoction de racine de persil coupée avec le lait, produit d'excellens effets. Le plus souvent, et surtout chez les enfans un peu robustes ou abandonnés à eux-mêmes, on n'y fait pas grande attention, et ce n'est qu'au retour de la belle saison qu'on voit cesser la coqueluche.

## *Le Croup.*

Maladie dont le siége principal, toujours fixé sur les membranes qui tapissent le canal par où traverse l'air que les enfans respirent, et qui leur est d'une nécessité absolue pour entretenir la vie. Le plus ordinairement on voit commencer le croup par un rhume si léger qu'on n'y fait presque pas d'attention, mais bientôt après il augmente par degrés; il devient plus fort, beaucoup plus considérable; la voix est sifflante, aiguë, la toux profonde, rauque; les muscles du col deviennent douloureux, sensibles; les crachats qui, en commençant, étaient visqueux, peu épais, semblables à du blanc d'œuf délayé, durcissent, se coagulent et deviennent comme si le blanc d'œuf était cuit au feu; l'enfant s'agite, se tourmente; son pouls, faible et mou d'abord, devient bientôt rapide, intermittent : et sans aucune apparence de maladie bien dangereuse et très-considérable, et à l'instant même ou l'enfant paraît aller mieux, en deux, trois, quatre, ou cinq jours au plus, il faiblit et meurt étouffé par une membrane qui se forme dans la gorge et s'épanouit de manière à fermer toute espèce de passage et d'entrée à l'air qu'il doit respirer.... Au moindre soupçon de cette cruelle affection, il faut laver l'enfant avec une éponge imbibée d'eau chaude, à laquelle on ajoute de l'eau de Cologne, ou de l'eau-de-vie, du vinaigre, du vin, lorsqu'on n'a pas autre chose. Il faut lui donner des lavemens stimulans avec le miel mercurial, lui appliquer des sangsues au col, des vésicatoires derrière les oreilles, au-dessus des bras, sur la poitrine, mais alors on le met un peu large; le faire boire peu à la fois et souvent, un peu chaud; toutes les infusions faites avec les plantes douces où les fleurs mucilagineuses, sont bonnes dans ce cas; de légers vomitifs, répétés aussi souvent que possible, plutôt pour donner de légères secousses que pour évacuer l'estomac. Nous avons toujours vu résulter de très-bons effets en pareille circonstance, par le sirop de sulfure de potasse, que l'on connaît encore beaucoup mieux sous le nom de sirop contre le croup.

### *La dentition pénible ou douloureuse.*

Quoique très naturelle la dentition est souvent très orageuse chez la plus part des enfants; et la plus ou moins grande facilité avec laquelle les premières dents paraissent dépend presque toujours de la force et du tempérament de l'individu, de la saison dans laquelle elle arrive, de la manière dont on le nourrit et beaucoup plus encore de celle dont on le gouverne; toutes causes qui peuvent rendre un enfant malade; la sortie des dents plus ou moins tardive ou prématurée, contribue beaucoup à rendre un enfant plus ou moins malade; parmi les accidents qu'il éprouve le plus souvent, on remarque la salivation continuelle, la sécheresse avec chaleur et douleur dans tout le pourtour de la bouche et des gencives, surtout une soif plus ou moins vive, des aplites, des rougeurs ( feux de dents ) dans tout ce qui avoisine les machoires, un gonflement dans toutes les glandes du col, souvent avec une très-grande difficulté de prendre et de serrer le mamelon, avec plus ou moins de fièvre, des tranchées colliquatives, de la diarrhée ou de la constipation, de l'insomnie, des vomissements, une toux d'irritation continuelle, de l'oppression et de la gène dans la respiration; il n'est même pas rare, ni extraordinaire de voir arriver les convultions.

C'est au régime et à tout ce qui peut fortifier la santé qu'il est nécessaire de recourir en pareille circonstance plutôt qu'à toute espèce de remèdes pharmaceutiques.

Ainsi l'exercice au grand air, si la saison est douce, des bains tièdes pris de temps-en-temps, des vêtements chauds, un morceau de racine d'iris, de réglisse, une croute de pain un peu dure enduite de miel, il faut ensuite régler la nourriture, administrer quelques cuillerées de vin vieux pur et sucré, aromatiser les aliments, les soupes, panades, riz, vermicel, ou autres fécules, avec la cannelle, les boissons avec l'eau de fleurs d'oranger, employer tous les moyens calmants pour procurer du sommeil surtout pendant la nuit, frotter plusieurs fois par jour les gencives avec le doigt imprégné de beurre mêlé avec du miel, appliquer une ou deux sangsues derrière les oreilles. » Si tous » ces remèdes administrés sous la surveil- » lance d'un homme de l'art ne produisent » point l'effet qu'on désire, il faut se décider » à fendre la gencive plutôt que de laisser » périr l'enfant; dans un cas désespéré ne

» vaut-il pas mieux recourir à un remède » même douteux que de ne rien tenter pour » le salut ou le soulagement du malade ? (Capuron, manuel des dames de charité) tels sont en abrégé les moyens de rendre moins pénible et moins douloureuse la dentition chez les enfants.

*Les tumeurs, les bosses, enflures, élevures.*

Souvent un enfant tombe, et presque toujours maladroitement ; suivant la nature des corps plus ou moins durs sur lesquels il frappe, il en résulte des bosses plus ou moins enflées et élevées, il n'est pas rare de voir s'empresser de les leur comprimer long-temps pour les faire disparaître avec un corps souvent plus dur que celui qui les a produites, tandis qu'une simple lotion avec l'eau chaude ou froide, l'application continuée d'une compresse pliée en plusieurs doubles et imbibée de la même eau aiguisée d'un peu de vin, d'eau de-vie ou d'eau de Cologne, serait bien meilleure pour remplir ce but ; souvent même en l'abandonnant à la nature elle disparaîtrait sans aucun autre accident.

*Les écorchures.*

Il arrive aussi que les enfants s'écorchent d'une manière plus ou moins profonde, les doigts, les mains, les bras, la figure, avant qu'ils aient acquis l'expérience et l'adresse de se servir de tout ce qu'ils veulent rendre utile à leur jeux; si, malgré la surveillance qu'on doit exercer sur eux cela leur arrive, au lieu d'appliquer de l'eau et du sel comme on le fait le plus souvent, il n'est besoin d'autre chose que de mouiller les linges dont on recouvre l'écorchure avec de l'eau fraîche en été, ou d'eau chaude en hiver, et de l'abandonner à la nature.

*La Diarrhée.*

Les évacuations alvines, chez les enfans, sont le plus ordinairement très-liquides, et plus fréquentes que chez les adultes; cependant, lorsqu'elles se trouvent beaucoup trop répétées, elles les fatiguent et leur ôtent en même temps la gaîté et les forces. Souvent la diarrhée, lorsqu'elle se manifeste, est le résultat de mauvaises digestions causées par des aliments durs ou insalubres, d'une exposition trop long-temps continuée au froid; elle est souvent aussi produite par la présence des vers dans l'intestin. On l'appaise en changeant tout-à-fait la nourriture habituelle, en la remplaçant par le riz cuit au gras pour toute nourriture; l'eau de riz en boisson mêlée avec le vin, auquel on ajoute du sirop d'œillets, une once par demi-bouteille, et un gros de l'eau de canelle spiritueuse; en rétablissant la transpiration par des bains chauds, pris pendant une demi-heure le soir avant de mettre l'enfant dans le lit, en lui donnant un demi-lavement avec la tête de pavot, la mauve, la poirée bouillie, il n'est pas rare de voir disparoître la diarrhée.

*La Rougeole.*

Cette maladie, si commune aux enfans, se déclare presque toujours au printemps ou dans l'automne, et attaque rarement deux ou plusieurs fois le même individu. Son commencement est toujours marqué par des frissons suivis de chaleur; une fièvre plus ou moins forte, de la sécheresse dans la bouche et la gorge, une petite toux sèche, du rhume de cerveau avec douleur pesante dans la tête, des larmes involontaires, de la rougeur dans les yeux, accompagnée d'une difficulté marquée de rester à la grande lumière. Ordinairement c'est depuis le deuxième jusqu'au quatrième et cinquième jour que le corps entier de l'enfant malade se trouve recouvert de taches rouges, peu relevées d'abord, et qui les démangent beaucoup; elles commencent au col, sur les bras, la poitrine, et peu après tout le corps est d'un rouge plus ou moins foncé. A partir du sixième jour de l'éruption, les taches et la couleur cramoisie de l'épiderme disparaissent pour former des petites écailles qui s'évaporent en poussière extrêmement fine, qui, lorsqu'elle est respirée ou absorbée par d'autres, sert à propager et faire continuer la maladie; voilà même pourquoi la plus grande partie du temps elle exerce des ravages si considérables; cela dépend presque toujours de ce qu'on laisse trop promptement communiquer les enfans les uns avec les autres. Lorsqu'elle est bénigne, les malades ne courent aucun risque, il est bon cependant de veiller avec la plus grande attention à ce que la toux qui se développe en commençant ne prenne pas un caractère permanent; il faudroit, dans ce cas, leur faire continuer la décoction faite avec la racine de persil coupée avec un tiers de lait, pour boisson, jusqu'à ce qu'elle soit entièrement appaisée. Mais si la rougeole vient à se compliquer avec quelqu'autre maladie, si l'enfant languit, si l'urine est rare, épaisse, rouge, si les yeux deviennent plus malades, les paupières enflées, que toute la face soit gonflée, empâtée, il court les plus grands dangers et meurt presque toujours avec de l'eau qui remplit toute la poitrine. Pour peu qu'on aperçoive alors la rougeole se compliquer de quelques-uns des accidens dont nous venons de parler, il est urgent d'appeler un médecin.

### *La Variole* ou *Petite Vérole*.

On devrait maintenant n'en parler que pour s'en souvenir, et dire que cette maladie affreuse a ravagé le monde beaucoup plus encore que la guerre et la peste; mais, puisqu'elle ne peut pas s'éteindre par l'entêtement de ceux qui s'opposent de toutes leurs forces à la vaccine, nous allons exposer ce qu'il convient de faire en pareil cas.

Lorsqu'il est menacé de la petite vérole, l'enfant éprouve du frisson suivi de fièvre, accompagnée de chaleur âcre et brûlante à la peau; ses yeux deviennent rouges, brillans; sa figure se gonfle; souvent avec la douleur de la tête il se plaint d'avoir mal partout le corps, il paraît dormir continuellement, quelquefois il éprouve des nausées suivies de vomissemens plus ou moins fréquens, quelquefois même des convulsions dans les membres; tous les jours sa fièvre devient plus forte; on voit des points rouges plus ou moins rapprochés sur la figure et sur toute l'étendue du corps; la fièvre diminue, les boutons sont plus gros, plus rouges, pleins d'eau rousseâtre, suivant leur nombre et le travail facile ou pénible de la suppuration qui doit survenir; le visage se boursouffle, les paupières gonflent, se couvrent de pustules qui, par leur accollement, les ferme à la lumière pendant quelquefois un temps très-long. Dans l'intérieur de la bouche, au fond du gosier, il survient aussi des pustules qui gênent beaucoup l'enfant lorsqu'il veut avaler quelque chose. Que la petite vérole soit *discrète* ou *confluente*, telle est la série des symptômes à laquelle un enfant qui va en être attaqué sera soumis, surtout si elle existe parmi ceux qu'il aura approchés. Dès les premiers instans il faut le mettre à la diète, lui faire prendre des boissons délayantes, peu d'eau rougie, quelques fruits cuits avec du sucre; lui tenir la tête à l'air et hors du lit; lui appliquer sur les paupières lorsqu'elles sont collées et sur la figure, lorsqu'il est menacé d'une suppuration longue, permanente, et qui pourrait trop le défigurer, des compresses de linge fin, ou des feuilles de papier sans colle, taillées convenablement et enduites avec de l'emplâtre de Nuremberg camphré, fondu et amolli sur un feu très-doux, avec du beurre frais non salé, ou de l'huile d'olives; on peut employer celle d'amandes douces. Deux fois par jour on les renouvellera jusqu'à la dessication parfaite de toutes les pustules, et lorsque les croûtes sont entièrement tombées. Alors l'épiderme reste rouge d'un violet foncé qui, par la suite, disparaît entièrement.

## *Vaccine.*

Il seroit à désirer qu'elle fût encore beaucoup plus commune et beaucoup plus familière qu'elle ne l'est encore, nous désirerions beaucoup que les femmes seules fussent chargées de cette opération si simple et dont les résultats sont si consolants, quand même il pourait exciter des doutes sur son efficacité.

Quoi qu'il en soit, combien de femmes à qui nous avons montré que cette opération consiste uniquement à soulever le plus légèrement possible l'épiderme du bras d'un enfant avec une pointe quelle qu'elle soit, auparavant trempée dans la matière de celui qui a des boutons encore au sixième ou huitième jour après qu'on lui en a fait autant. On répète ordinairement quatre fois à chacun des bras, et l'on ne se met plus en peine de savoir ce qui doit survenir, car la vraie vaccine parcourt tous ses périodes dans l'espace d'une quinzaine de jours; beaucoup d'enfants ne s'en aperçoivent pas; quelques-uns seulement éprouvent un petit mouvement de fièvre, un peu de douleurs sous les bras, tandis que la fausse ne dure pas plus de quatre à cinq jours; on pourra donc bien facilement la reconnaître.

Nous ne connaissons point d'exemples bien constatés que la vraie vaccine ait été infructueuse ou inutile après avoir parcouru tous ses périodes; nous la considérons donc comme le véritable préservatif de la petite vérole.

### *Les vers.*

Quoique les vers qui se forment dans le ventre des enfants et même dans celui des grandes personnes soient de trois espèces, nous ne les détaillerons pas; nous indiquerons seulement la nature des symptômes qui les rendent malades, et les remèdes que tout chacun peut mettre en usage pour se débarasser de ces animaux plus incommodes souvent qu'ils ne sont dangereux. Les enfants lymphatiques et qui digèrent mal y sont beaucoup plus sujets que les autres; leur présence est soupçonnée lorsque l'enfant se plaint de coliques dans le ventre, lorsqu'il éprouve de la démangeaison au pourtour de l'anus, une douleur vive dessous le nombril; et lorsqu'il en rend, alors ils sont indubitables; que ce soit par la bouche ou par l'anus cela ne fait rien, on doit avoir recours aux décoctions amères avec la racine de fougère en poudre, la coraline de Corse, un bon régime, des lavements avec l'eau savoneuse, le lait.

### *La vermine,*

Presque toujours contractée par la fréquentation des enfants entr'eux. Il n'existe encore que trop de préjugés, sur lesquels des nourrices malpropres la jugent encore nécessaire et indispensable pour entretenir la santé de leurs enfans. Des brosses douces, des peignes fins, des soins, des attentions, la propreté leur compagne indispensable, sont les seuls moyens d'empêcher leur apparition. Lorsqu'il en existe, coupez impitoyablement tous les cheveux, ne lavez jamais la tête, mais frottez-la avec de la pommade, avec un peu de poudre de staphipaigre (celle de propreté à Paris) un peu d'huile, de beurre frais non salé; vous rendrez service encore à l'enfant en empêchant que son sommeil ne soit interrompu.

### *Vêtements.*

La mode et le caprice les dirigent encore beaucoup plus souvent que la saine raison; quoi qu'il en soit, les enfans veulent être habillés d'une manière chaude sans être surchargés; mais il est de nécessité indispensable qu'on les tienne à l'abri des influences de l'air et de ses alternatives; dans les premières années surtout, et jusqu'après la seconde dentition, il faut leur couvrir la tête, leur envelopper le col, leur tenir les pieds à l'abri de l'humidité, qu'ils soient maintenus et non comprimés par les ligatures de toute espèce; on ne saurait trop recommander de ne pas les laisser, après un exercice qui aurait provoqué la sueur, boire de l'eau fraîche. Que de maladies de poitrine ont été la suite inévitable d'une imprudence plus ou moins dangereuse ou imprevue, faute de le savoir ou d'en connaître les conséquences.

---

## CHAPITRE VI.

*Notions utiles et nécessaires aux gardes malades sur plusieurs cas de maladies dans lesquelles on peut réclamer leur ministère.*

*L'asphixie,*

Ou mort apparente. Tout individu qui se trouve asphixié porte avec lui tous les caractères les plus apparents de la cessation totale de la vie, soit parce que l'air ne peut plus arriver dans les poumons et que les conduits par oùil traverse sont fermés, soit parce qu'il y a été introduit des substances délétères qui digérées en quelque sorte par le poumon ont fait cesser sur le champ la circulation et ensuite la vie. Cela peut arriver de plusieurs manières : la première lorsqu'un homme se noye, l'eau dans laquelle il tombe empêche l'air d'arriver dans la poitrine, et si cela dure trop long-temps il périt, sa figure est violette, quelquefois pâle, ses membres flasques ou contractés; si on le retire assez promptement il faut le réchauffer par tous les moyens possibles, le tenir couché la tête relevée, le frotter par tout le corps avec de la laine ou une brosse, tâcher de lui faire avaler quelques cuillerées de vin chaud ou froid, un peu d'eau de-vie, d'eau de Cologne ou de mélisse, souffler de l'air par les narines, la bouche, placer sous le nez des substances stimulantes, donner des lavements avec le sel, le tabac, la moutarde; il faut bien administrer tout ce qu'on employe, ne pas se fatiguer, continuer aussi long-temps que possible; l'efficacité des moyens qu'une garde peut employer dépendra presque toujours de sa plus ou moins grande intelligence; qu'elle abandonne aux médecins tous ceux qui seront audessus de sa portée.

La seconde manière est le résultat de la stranglation (vulgairement pendaison) qui produit la suffocation en empêchant le sang de se porter à la tête, et à l'air de pénétrer dans la poitrine ; lorsqu'on arrive assez tôt, on coupe tous les liens, on étend le cadavre, on le déshabille, on l'échauffe par tous les moyens dont nous avons parlé, et l'on attend un homme de l'art qui puisse le saigner et lui administrer d'autres secours.

La troisième arrive par un séjour trop long-temps continué dans un endroit chargé de vapeurs qui s'élèvent lorsqu'on allume du charbon ou de la braise, lorsqu'on respire l'air qui s'échape des cuves après la vendange que l'on peut facilement reconnaître parce qu'il éteint les chandelles allumées ; sur le champ comme frappé par la foudre, l'individu perd connaissance, il tombe ; et si de suite, on ne cherche pas à le mettre au grand air, à lui desserrer le col, il épouve un mal de tête violent, des coliques, des nausées, suivies quelquefois de vomissements ; on l'arrose d'eau froide comme nous l'avons dit en parlant de ses propriétés ; dans cette circonstance on y ajoute tous les autres moyens qui peuvent le stimuler et le faire revenir à la vie.

La quatrième, par la vapeur qui sort le

plus ordinairement lorsqu'on ouvre les conduits qui contiennent des substances animales en putréfaction, celle qui s'échappe des fosses d'aisance est connue vulgairement sous les noms de *mitte*, de *plomb*. Dans ce cas l'individu frappé tombe dans la stupeur, son ventre et sa poitrine s'élèvent et s'abaissent alternativement, sa mâchoire inférieure est en convulsion continuelle; dans cette circonstance l'emploi de l'acide muriatique oxigéné est ce que l'on peut préférer à toute autre chose; il est bon d'avertir de ne jamais faire l'ouverture et encore moins d'y descendre sans avoir auparavant fait des fumigations dans les alentours, et sans avoir plongé au moyen d'une ficelle assez longue pour arriver dans l'intérieur une chandelle allumée ou jeté tout autre matière enflammée; si elles s'éteignent, tout homme qui descendra est mort, tandis que si elle continue de brûler on peut s'y exposer sans encourir le moindre danger.

A tous les moyens stimulans que nous avons mentionnés, si l'on ajoute l'huile d'olives avalée à grande dose, elle produit des vomissements considérables qui sont extrêmement favorables.

Enfin de toutes les asphixies qui doivent encore le plus occuper la garde malade, c'est celle des enfants nouveau-nés : nous l'avons exposée dans les secours à leur donner en pareil cas ; nous répéterons ici seulement que lorsque sur sa tête, le thrombus ou l'amas de sang produit pendant l'accouchement subsiste encore le lendemain, il faut y appliquer des compresses imbibées de vin chaud, d'eau de-vie, et mieux encore le sachet dont nous avons parlé à l'article des médicaments externes, page 97.

### *L'Avortement.*

Toutes les fois qu'une femme accouche avant le terme fixé par la nature, elle avorte, que le fœtus soit susceptible de vivre ou qu'il ne le soit pas ; une fois mort dans la matrice s'il est expulsé peu de temps après il conserve sa forme ; mais si l'accident arrive vers la fin de la grossesse, il peut rester encore très-longtemps et éprouver des changements qu'il est bon de connoître : il est mol, la peau s'enlève pour peu qu'on y touche, l'épiderme plus ou moins blanc laisse apercevoir un épanchement rousseâtre dans l'intérieur des chairs, la tête est extrêmement amolie, flasque, il se putrifie très-promptement.

Les causes les plus ordinaires de l'avortement sont de deux espèces : les premières tiennent au tempérament particulier de la femme ; si elle éprouve quelque mauvais traitement, si elle fait une chute, si elle est surprise d'une violente commotion, attaquée d'une forte maladie, exposée trop long-temps à un froid très-élevé, si elle porte des vêtemens trop serrés, si contre le besoin urgent qu'elle en éprouve elle ne veut pas se faire saigner, si elle est adonnée à de fréquents écarts dans son régime de vie, habituée aux imtempérances, à l'abus des liqueurs fortes, accablée par le chagrin ou des affections morales trop long-temps continuées, sujette à de violents accès de colère. Quant aux secondes comme elles dépendent toutes du fœtus lui-même, il est bien inutile de les exposer ici... Quoi qu'il en soit, comme un avortement est presque toujours plus dangereux par ses suites que ne l'est ordinairement un accouchement naturel, comme il a presque toujours lieu après des excès, quelque violence ou plusieurs autres circonstances qui ne peuvent jamais être en faveur de la femme à qui cet accident arrive, on doit craindre alors les hémorragies (les pertes), les convulsions, les syncopes, ce qui est toujours extrêmement dangereux. La garde appelée en pareille circonstance, doit faire garder le lit à la femme, calmer tout ce qui peut tenir aux affections morales, employer l'eau froide comme nous l'avons dit, et mettre en usage tout ce qui pourra dépendre d'elle, pour attendre l'instant où l'accoucheur arrivera pour y remédier.

### *Les bains.*

Depuis un certain temps l'usage des bains de toute espèce s'est tellement multiplié qu'on pourait avec quelque raison s'élever contre cette méthode curative trop vantée; quoi qu'il en soit, une fois qu'ils ont été prescrits à la malade, sa garde ne doit jamais perdre de vue les trois conditions suivantes auxquelles on doit nécessairement s'assujétir pour que le bain ne fasse aucun mal quand même il ne devrait en résulter aucun bien particulier. 1°. Il ne faut pas qu'il soit préparé trop chaud. 2°. Ne pas y rester plus d'une demi-heure, trois quart d'heure de séjour dans un liquide chaud sont déjà trop longs. 3°. Enfin en sortant du bain, d'aller se coucher pendant une heure ou deux; parconséquent, il est préférable de ne se baigner que le soir au moins trois heures après avoir mangé; lorsque la garde le pourra, elle tiendra tout prêt le linge nécessaire pour essuyer, sécher et changer son malade; alors, que les bains soient sulfureux simples, ou composés, de vapeurs, ou d'eau chaude seulement, ses attentions, ses soins, ses égards doivent toujours être les mêmes.

Nous avons dit en parlant des enfants, tous les avantages qu'on retire des bains et des lotions administrées sous toutes les formes, et de toutes les manières, pour déterger la peau; c'est pourquoi nous n'y reviendrons pas.

## *Le Cancer.*

Ulcération cancéreuse, que l'on voit se manifester partout, toujours d'un très-mauvais caractère; elle devient bien pénible sur la fin, non-seulement pour tous ceux qui en sont attaqués, mais encore pour la garde; il est nécessaire qu'elle ait toujours à sa portée tout ce qui est nécessaire pour son pansement : de la charpie, du linge en quantité, les onguents, pommades, dont on se sert pour les recouvrir; elle aura soin de ne jamais les laisser à découvert, si c'est elle qui est chargée de veiller au pansement, de ne jamais toucher avec les doigts les plumaceaux de charpie qu'on retire pour en mettre d'autres; elle aura des pinces, elle se frottera avec de l'huile ou tout autre corps gras, pour empêcher l'absorption; elle aura soin de s'en servir aussi pour nétoyer les alentours de l'ulcère, de faire tout ce qui dépendra d'elle pour éloigner les idées tristes et pour calmer les impatiences de son malade.

Il est bien reconnu maintenant que cette maladie affreuse peut attaquer indistinctement tous les organes, toutes les parties du corps; une fois déclarée, lorsqu'elle a pris un certain développement, il est bien difficile d'en empêcher les progrès s'ils sont rapides; s'ils sont lents, les malades obtiennent du soulagement par toutes les substances calmantes, adoucissantes, le régime laiteux; mais c'est toujours au médecin ou au chirurgien qu'il appartieut de décider sur la nature d'un cancer déterminé, à l'intérieur comme à l'extérieur.

## *Le Cautère.*

Tout le pansement d'un cautère placé au bras ou dans l'intérieur de la cuisse un peu audessus du genou, se trouve dans les attributions quotidienne de la garde; c'est à elle de se précautionner d'avance de tout ce qui lui sera utile pour renouveler l'exutoire, augmenter ou diminuer son écoulement, le tenir propre; pour cela elle emploiera plutôt une petite boule de cire blanche à travers laquelle on fait passer un fil pour la sortir, l'essuyer et la replacer dans l'ouverture et la recouvrir d'un papier préparé, ou une feuille de lierre, que des pois ordinaires qui gonflent, ou de ceux d'iris dont les inégalités produites par l'humidité et la chaleur occasionnent une douleur inutile; quelques personnes préfèrent un pois d'ivoire; nous devons encore recommander de ne jamais le laver avec de l'eau chaude ou froide, mais bien avec un linge imbibé d'huile en tournant sans toucher et sans jamais essuyer directement dessus; lorsqu'on voudra activer la suppuration ou il faut enduire le pois de cire ou d'ivoire avec une pommade ou toute autre substance irritante et recouvrir le tout avec un emplâtre de l'onguent de la mer que l'on peut continuer pendant plusieurs jours de suite.

La même chose pour celui de la cuisse.

### *Les Coliques.*

Toutefois qu'une douleur vive et piquante, se manifeste à l'intérieur, qu'elle soit fixée sur l'estomac, le foie, les reins, les intestins; qu'elle soit nerveuse ou générale, comme dans la colique des peintres, on la désigne ordinairement sous le nom de colique. Peu importe quelle en soit la cause; si le malade éprouve une chaleur plus ou moins forte, dans une place quelconque, s'il ressent une sensation vive, et qui lui fasse l'effet d'une barre transversale, s'il est attaqué de nausées, de vomissements, de diarrhée ou de constipation; ce sont autant de remarques à faire lorsqu'on veut y porter remède, il faut encore s'informer et savoir s'il n'a pas fait usage d'aliments gras, indigestes, si c'est par suite d'un état de spasme nerveux, produit par le froid long-temps continué, par l'usage de boissons fraîches, ou nouvellement faites, sophistiquées ou chargées de quelques substances âcres, métalliques ou trop acides, s'il ne lui a pas été administré quelque poison; enfin, la cause une fois connue, il ne reste plus qu'à donner ce qui convient pour soulager, si toutefois on ne peut se flatter de guérir entièrement. Dans ces cas, les substances aromatiques, mucilagineuses, adoucissantes, huileuses, fortement sucrées, les infusions dans l'esprit de vin, l'eau-de-vie, connues sous le nom d'élixirs, les bains de siége, les lavements émolliens, camphrés, huileux, sont des ressources qu'une garde peut employer, en attendant d'autres moyens et d'autres conseils, qui lui seront donnés par un homme de l'art.

*La constipation.*

Lorsque par une cause connue ou inconnue quelqu'un a éprouvé de l'embaras dans le bas ventre, s'il a de la fièvre, pour peu qu'il ait ressenti une légère inflammation dans quelques uns des gros intestins, la défécation, c'est-à-dire l'expulsion, l'excrétion des aliments digerés, ne peut plus avoir lieu, c'est ce qu'on nomme constipation. Comme elle ne peu avoir lieu que par suite de l'atonie du gros intestin et du rectum, on reconnait pour causes principales de cet état, les chagrins long-temps continués, une vie trop sédentaire, des aliments échauffants, en un mot tout ce qui peut retarder, suspendre, ou arrêter ce dernier acte de la digestion; elle peut être plus ou moins tenace ou opiniâtre, elle peut fatiguer par les maux de tête qu'elle occasionne, par les vertiges, par un état de plénitude extrêmement gênant, en un mot par tous les accidents qui doivent être la suite d'un embarras abdominal, si l'excrétion des matières digérées, fréquente dans la jeunesse, plus ou moins longue à se faire suivant la force, suivant le sexe, suivant même la nature des aliments, dont on se nourrit n'est que retardée, si elle ne passe pas au de là du quatrième jour, quelques lavements avec de l'eau chaude simplement, ou mieux encore avec addition de substances émollientes comme nous l'avons dit, seraient suffisants. Mais si malgrés leur emploi plus ou moins réitéré, la constipation persiste, la garde pourra avoir recours à la décoction de pruneaux avec le miel et le senné, à une ou deux cuillerées à bouche de l'huile douce de ricin, elle ferait prendre de suite aussi une ou deux tasses de bouillon gras ordinaire coupé, ou non coupé. Dans le cas ou ces différents moyens, de procurer une évacuation instantanée ne réussiraient pas, il faudrait avoir recours aux conseils de quelqu'un pour le faire cesser, et rétablir l'ordre des évacuations toujours fondées sur la sensibilité organique, ou sur les habitudes.

*Les cors.*

Soigner les pieds n'est pas chose indifférente pour une garde ; une des premières attentions qu'elle doit avoir est d'examiner les pieds de son malade, surtout lorsqu'il entre en convalescence et qu'il veut reprendre l'habitude de marcher ; outre le besoin d'éviter les chaussures étroites, ici la plus grande propreté doit venir à son secours; dans les bains de pieds très-peu chauffés qu'elle lui fera prendre, elle aura soin de ne le laisser que pendant huit à dix minutes; auparavant elle lui coupera les ongles, avec un peu d'adresse elle enlevera petit à petit la peau pure et racornie qui forme principalement ce que l'on désigne sous le nom de *cors, durillons, oignons*... elle aura la plus grande attention de ne pas faire saigner et d'arriver à un petit point blanc central, quelquefois profond, qui est la cause principale de la douleur, lorsqu'on appuie dessus. On fait secret et tout chacun propose son remède contre les cors, le meilleur est d'empêcher le contact réitéré de la chaussure sur l'épiderme des pieds; pour cette raison, les uns employent de la cire molle, les autres le sparadrap avec les emplâtres gras, onctueux, qui s'amolissent par la chaleur, tels que ceux de Nuremberg camphré, ou dyachilon gommé... mais pardessus tous, celui de poix avec le verdet: voici la manière de le préparer extraite de la pharmacopée de Londres... Prendre onguent de poix jaune quatre onces, huile d'olives une once et demie, verdet préparée (verd de gris) demi-once. On met le verdet en poudre très-fine, avec une petite quantité d'huile à laquelle on ajoute alternativement une portion d'onguent et une portion d'huile jusqu'à ce que le mélange soit exact.

Si le malade fait quelques lieues à pied, en rentrant il faut le changer de chaussures, lui frotter les jambes avec une éponge imbibée d'eau froide en été, d'eau tiède en hiver, et y ajouter un peu d'eau de Cologne ou autre; le matin en sortant du lit, quand même il ne devroit pas marcher long-temps, il seroit aussi très-bon de lui faire frictioner les jambes et les pieds, avec un linge ou une flanelle sèche et un peu rude : cela contribue beaucoup au rétablissement des forces.

### *Les coupures.*

Il ne faut quelquefois qu'une simple coupure pour déterminer une grande plaie, ou plutôt un ulcère très-long, très-difficile à guérir. Au moment qu'elle vient d'être faite, si c'est avec un instrument imprégné d'un corps gras il faut la laver avec de l'eau fraîche aiguisée d'eau-de-vie, et rapprocher ses bords, si elle a été faite par un instrument tranchant seulement; si elle est superficielle, une simple bandelette de taffetas gommé (d'Angleterre), une petite compresse de linge fin, une simple lotion avec l'eau seulement, sont plus que suffisants ; mais si elle est profonde, qu'elle ait partagé ou divisé quelques vaisseaux qui fournissent du sang avec plus ou moins d'abondance, on la laissera baigner pendant quelque temps pour ensuite comprimer soit en appliquant par dessus un morceau d'amadou, soit en la recouvrant avec de la charpie maintenue par des compresses mouillées; dans les cas où elles exigeraient davantage ces premiers moyens sont toujours bons à employer, en attendant un chirurgien. Les grandes attentions qu'il faut apporter dans les coupures de toute espèce, c'est de ne rien faire qui puisse déterminer l'irritation, la chaleur, la rougeur, car, outre la suppuration plus ou moins long-temps continuée qui ne manquerait pas de survenir, cela pourrait encore déterminer des accidents difficiles à prévoir, chez les individus faibles, rachitiques ou d'une mauvaise constitution.

On se conduira de même dans les piqûres, plus ou moins profondes, dans les égratignures, les excoriations, les morsures, les déchirures, l'arrachement, les plaies avec contusions, celles d'armes à feu légères, celles même qui auraient pû être occasionnées par un animal venimeux, toutes fois que les accidents qui en résultent n'intéressent que l'épiderme, la peau et ses tissus, et à l'instant même où l'accident vient d'arriver.

*Les dartres.*

Croutes pustuleuses plus ou moins saillantes avec un cercle rouge déprimé dans son milieu, d'autant plus mordicantes que la peau est plus ou moins sensible, extrêmement communes surtout chez les enfants. On en distingue de sept espèces différentes, mais les connaissances pour les juger ne serviraient à rien à une garde : il lui suffira de faire en sorte de bien reconnaître une dartre quelle qu'elle soit, et de savoir que le mauvais lait d'une nourrice en détermine à la figure des enfants très-jeunes, et qu'alors on les désigne sous le nom de croutes laiteuses, qu'on les attribue à la pousse des dents et qu'on les appelle encore (feux de dents); que pour les faire cesser il n'y a que le sevrage. Un peu plus grands les enfants mal nourris, sales, malpropres, après la suppression de quelques évacuations habituelles, y sont beaucoup plus sujets que tout autres, souvent il serait dangereux de les guérir parce que leur répercution occasionnerait des accidents quelquefois très-graves, leur traitement ne peut s'entreprendre qu'avec les plus grandes précautions; quoiqu'elles aient la plus grande tendance à se propager, à s'étendre, à couvrir toutes les parties du corps, quoiqu'elles troublent le sommeil pendant la nuit, le repos et la tranquillité pendant le jour, quoique très-souvent il est extrêmement désagréable de les voir séjourner sur la figure, de les sentir dans toutes les autres parties du corps, il ne faut jamais que chercher à les rendre supportables, en administrant quelques infusions amères, quelques sirops de même nature, par les soins, les attentions, la propreté, quelques pommades adoucissantes, un mélange de cire, de beurre, et d'huile fondus ensemble, des bains locaux ou entiers avec les décoctions de plantes grasses, ou mucilagineuses, enfin en évitant tout ce qui peut les irriter, les agacer, comme l'exposition au soleil, les aliments difficiles à digérer, le vin trop fort, les liqueurs spiritueuses, le café trop fort, les viandes salées. Beaucoup d'individus sont tellement disposés à avoir des éruptions dartreuses par toute la peau, que lorsqu'on les guérit d'un côté elles reparaissent d'un autre pour revenir encore; on les abandonne à la nature.

*Les défaillances.*

Une femme peut éprouver une *perte de connaissance*, tomber *en faiblesse*, c'est ce qu'on désigne encore par *défaillance*, *syncope*. Le plus souvent, lorsque cela arrive, tous les assistants perdent la tête et l'on ne sait plus que faire. Il est nécessaire d'avertir que les femmes faibles, cacochymes, y sont plus sujettes que les autres; qu'à la suite d'une indisposition ou d'une maladie longue, cela peut arriver plutôt que dans toute autre circonstance; que cet état est même inévitable dans les grandes hémorrhagies, ou les pertes après l'accouchement, des douleurs trop fortes et long-temps continuées, la faim prolongée, des vers contenus dans l'intestin, les affections de l'aine peuvent encore les déterminer. Lorsqu'elles menacent et arrivent lentement, la femme éprouve une douleur plus ou moins vive vers le cœur : elle pâlit, le pouls est presque nul; ses mains, ses pieds deviennent glacés; des vertiges, des tintements d'oreille, la blancheur, annoncent bientôt que le mouvement, la voix, la respiration et toutes les fonctions de la vie, vont être suspendus pendant un temps plus ou moins long; des évacuations ont lieu par en haut comme par en bas. Ceci arrive très-fréquemment après une saignée; peu-à-peu la malade revient, surtout si on la place dans un endroit aéré et frais, si on stimule les narines avec le vinaigre, l'alcali volatil, l'esprit de sel, si on lui jette de l'eau à la figure, il faut toujours la tenir assise et horizontalement lui frapper la paume des mains, la tenir déshabillée; quelque fortes que puissent avoir été les défaillances, il est bien rare qu'elles laissent aux femmes qui les ont éprouvées autre chose qu'un peu de mal-aise par tout le corps, une lassitude plus ou moins grande; avec les attentions d'écarter d'elles tout ce qui a pu déterminer cet état spasmodique et nerveux, on est bien certain d'en empêcher le retour.

Dans l'article de l'eau froide employée comme remède au moment des pertes après l'accouchement, nous en avons assez dit pour faire sentir toute l'utilité qu'on peut retirer de l'eau dans les indispositions les plus communes qui peuvent survenir aux femmes dans ces instants de crise.

## *Les dents.*

Soigner les dents est une chose absolument nécessaire; pour le bien faire il n'est pas indifférent de bien connaître tout ce qu'on peut et tout ce que l'on doit employer, pour conserver le plus long-temps possible ces agents indispensables de la mastication. On ne songe le plus ordinairement qu'aux moyens susceptibles d'en conserver la blancheur, et de toutes les substances auxquelles on a recours pour en venir à bout, les plus simples sont toujours les meilleurs, il n'y a même personne qui ne possède une recette pour la communiquer de suite à tous ceux qui pourraient en avoir besoin. La plupart des dentistes, ceux surtout qui sans des connaissances bien exactes sur les opiats, les poudres ou les eaux qu'ils débitent pour nettoyer les dents, y ajoutent des acides plus ou moins concentrées et l'on est tout étonné après un certain temps de voir dissoudre, pour ainsi dire, ou tout au moins tomber par parcelles plus ou moins grosses des dents qu'on aurait pu conserver encore long-temps, si l'on s'était tenu en garde contre la grande blancheur de l'émail qu'ils avaient procurée. L'eau dans laquelle on étend un peu d'eau de-vie de gayac, un peu d'eau de Cologne, une légère infusion de quinquina, de l'esprit de cochléaria, à l'aide d'une brosse à dent douce et fine, peut très-bien remplir l'objet qu'on se propose. Mais si malgré les soins assidus elles venaient à jaunir on aurait recours à la solution suivante : dans une demi-bouteille d'eau de-vie, ajoutez, sel ammoniac depuis quinze jusqu'à vingt-quatre grains, esprit de cochléaria depuis deux jusqu'à quatre gros, suivant le besoin; tous les matins on en coule une cuillerée à bouche dans une tasse d'eau pour brosser légèrement tout le pourtour des dents et des gencives, cela remplace très-bien tous les cosmétiques trop vantés; quant à toutes les infirmités, les douleurs, la carie, l'ulcération des gencives, comme cela peut tenir à des considérations particulières qui sont au-dessus de la portée des gardes, il faut avoir recours à un dentiste et tâcher surtout de le trouver instruit.

### *Les écrouelles.*

Expression communément employée pour désigner la maladie que les hommes de l'art connaissent sous le nom de *scrofules*, les *scrofules* ils les considèrent actuellement comme le résultat d'une mauvaise constitution, provenant quelquefois d'une disposition de naissance. Presque toujours aussi cette affection prend son origine dans des circonstances que l'on ne saurait ni prévenir ni empêcher; alors toutes fois que des glandes durcissent, se gonflent, et viennent plus ou moins volumineuses, soit qu'elles occupent le col, le dessous des mâchoires, les aisselles ou les plis de l'aine, si l'on n'y aperçoit pas les autres symptômes, d'un abcès extemporané : c'est-à-dire la rougeur, la chaleur, les douleurs lancinantes, il n'y a pas de doute qu'il ne s'y formera qu'un écoulement séreux, lymphatique, toujours extrêmement long à se manifester et beaucoup plus long encore à parcourir tous les périodes de la cicatrisation, c'est même pourquoi son traitement consiste plutôt dans l'usage de tous les toniques, de tous les moyens fortifiants très-long-temps continués et variés suivant les circonstances, que dans les pansements qu'on pourrait faire sur les ouvertures qui se manifestent, et par lesquelles la matière de ces sortes d'abcès s'échappe continuellement. Tout ce qui peut contribuer à fortifier un enfant, comme de lui faire habiter la campagne, l'exposer et le faire courir au soleil, le bien nourrir avec des aliments faciles à digérer, lui faire prendre de temps en temps des bains, lui faire changer souvent ses occupations, lui administrer les élixirs amers aromatiques dans des infusions pareilles, le faire insister jusqu'à satiété sur les viandes grillées, rôties, bouillies, y ajouter du vin, le faire frictionner sur tout le corps, avec de la laine ou une brosse un peu rude, voilà les moyens à la portée des gardes, les autres doivent être prescrits par un médecin.

### *Les engelures.*

Si les enfants étaient bien portants et qu'ils

fussent continuellement dans une température égale; si jamais ils ne mettaient les mains dans de l'eau froide, pour aller de suite les plonger dans l'eau chaude, s'ils avaient les pieds continuellement chauds, sans être humides, sans y éprouver du froid, l'hiver pourrait les atteindre sans que pour cela les engelures viennent les assiéger. Déjà à l'article de l'eau froide nous avons dit combien ils éprouveraient un grand bien, si on les y habituait de bonne heure, mais puisque cela n'entre pas dans leur éducation, il faut alors patienter et les voir avec regret presque tous les ans accablés d'engelures plus ou moins profondes et douloureuses; la rougeur, la démangeaison vient encore pour surcroît augmenter le tourment qu'ils en éprouvent; on se contente d'y faire des applications plus ou moins raisonnables, mais qui ne sont pas toujours des mieux raisonnées, on les lave avec des eaux spiritueuses, aromatiques, ferrugineuses, et l'on ne fait aucune attention à leur régime, car leurs engelures la plupart du temps, ne viennent qu'à la suite d'une débilité particulière de l'estomac, beaucoup plutôt encore que de toute autre cause. Lorsqu'elles ne sont que superficielles, toutes les substances dont on les recouvre entretiennent la chaleur ; peu-à-peu la suppuration, et beaucoup plutôt encore la saison douce, ou une température égale, déterminent la cicatrisation parfaite, pour recommencer encore l'année après ; jusqu'à ce que l'âge les mette au-dessus de cette infirmité, beaucoup plus gênante qu'elle n'est dangereuse.

*Les entorses.*

Sauter et ne pas tomber d'aplomb, faire un faux pas et ne pas retrouver l'équilibre, mettre le pied dans un trou, distendre par la torsion tous les muscles, les tendons et quelquefois les ligaments du pied; c'est ce qu'on appelle communément se donner une entorse: de suite on ne manque pas de faire plonger le pied dans de l'eau bien froide, fraîchement tirée du puits, et de le laisser le plus long-temps possible; heureux celui qui le fait sans qu'il lui en arrive mal, tandis que le repos, la tranquillité, la privation absolue de toute espèce de mouvement, conviendrait beaucoup mieux. Cependant, s'il se détermine de la rougeur, du gonflement, une tension plus ou moins douloureuse; il faut recourir aux cataplasmes émollients dont nous avons donné la formule; si la contusion des parties était considérable, qu'il y eût des vaisseaux, des ligaments rompus, on le reconnaîtra facilement à la couleur jaune, violacée, livide qui survient le lendemain ou le surlendemain de l'accident; on ajouterait sur le cataplasme un peu d'extrait de Saturne, un peu d'eau-de-vie camphrée, ou bien encore une dissolution faite avec la boule de Nancy. On prépare les boules de Nancy de la manière suivante: Faire chauffer pendant quinze jours sur un feu doux, de la limaille de fer avec le double de son poids de crême de tartre (tartrite acidule de potasse), on remue de temps en temps avec une spatule, et on ajoute de l'eau-de-vie à mesure qu'il s'en évapore; lorsque le tout est bien mélangé et ne fait plus qu'une pâte homogène, on en fait des boules plus ou moins grosses qu'on fait sécher ensuite pour s'en servir au besoin: *l'eau de boule*, voilà le nom sous lequel on désigne le résultat de l'eau chargée avec la préparation qui vient d'être indiquée.

### *L'esquinancie.*

Toute inflammation portée sur quelques-unes des parties qui constituent ou qui avoisinent l'arrière-bouche, la gorge, et le larinx produit une difficulté plus ou moins grande de la déglutition, qu'on désigne sous le nom de *squinancie*, *esquinancie*, *mal de gorge*; on en reconnaît beaucoup d'espèces, mais quelles qu'elles soient nous ne devons nous arrêter ici qu'à tous les moyens généraux auxquels il faut avoir recours; lorsqu'elles se manifestent, les plus essentiels consistent à rétablir la transpiration : alors on aura recours à toutes les infusions adoucissantes, dont nous avons donné la formule, on les fera prendre légèrement tièdes plutôt que chaudes, miellées plutôt que sucrées, toujours en très-petite quantité à la fois; on fera laver les pieds et les jambes, on garnira le cou avec un cataplasme de farine de graine de lin, très-épais, et très-chaud; on frottera encore auparavant cette partie avec de l'huile, ou de la graisse; on conservera dans la bouche quelques pastilles sucrées ou gommées... Dans toutes les esquinancies, le grand moyen qu'on ne manque pas d'employer, ce sont les gargarismes plus ou moins acides, ou astringents : c'est une méthode qui est bien éloignée d'avoir tous les résultats avantageux qu'on lui attribue; plus on remue, plus on agite, plus on fatigue les muscles de la gorge par le rallement et les mouvements qu'on est forcé d'exécuter en pareil cas, plus on les rend douloureux, plus on augmente l'irritation, ce qui est bien loin du but qu'on se propose, celui de la faire cesser... Comme la plupart de ces inflammations locales doivent parcourir les périodes d'apparition, d'accroissement, et de disparition, il faut y apporter la plus grande résignation, la plus grande patience, on ne gagne rien à les violenter et à vouloir aller trop vite... Beaucoup de personnes emploient les vomitifs, les sangsues, mais cela ne doit être décidé que par le médecin qui voit habituellement le malade.

## *La fièvre.*

Communément *les fièvres*. Tout individu qui éprouve un mal-être général, plus ou moins prolongé, avec des frissons accompagnés de tremblements, suivis d'horripitations et bientôt après de chaleur très-vive, si le pouls augmente, s'il a mal à la tête, s'il ressent dans le creux de l'estomac une douleur profonde, des lassitudes dans tous les membres, des envies de bâiller, de s'étendre, si la soif la plus violente vient encore ajouter à tous les maux qui le tourmentent plus ou moins subitement, il est pris de fièvre, toutes les espèces ou variétés qui peuvent la caractériser après cette invasion ne sont plus dans les attributions des gardes; il leur suffira de savoir que, si elles sont appelées dans ce moment, elles doivent faire attention à l'âge, au sexe, à la saison, administrer des boissons analogues à la circonstance, depuis l'eau rougie, la limonade, et toutes les infusions ou décoctions amères et aromatiques; elles ont beaucoup à choisir, en se conformant même si elles le veulent au goût du malade ; mais lorsque la fièvre est bien reconnue, que le traitement à suivre a été indiqué par un médecin, il faut qu'elles ne s'en écartent pas sous quelque prétexte que cela soit. Il faut qu'elles sachent que, plus une fièvre est considérable, plus elle intervertit chacune des fonctions de la vie, et que, lorsque le malade revient à la santé, le dérangement survenu paraît d'autant plus remarquable qu'il a duré plus longtemps : qu'il est donc absolument nécessaire dans toutes les fièvres de ne s'en rapporter qu'à ceux qui en ont fait une étude particulière : l'ignorance, le charlatanisme, la prévention pour ou contre les substances propres à remédier à la fièvre, ont produit de si grands désastres, qu'on ne saurait trop prémunir la crédulité contre les funestes résultats qui en sont la suite inévitable.

*Les fistules.*

Ulcérations plus ou moins profondes, et plus ou moins éloignées ou rapprochées des bords de l'anus, par lesquelles il se fait un écoulement continuel de matières roussâtres qui exige les plus grands soins de propreté : que l'ulcère ait été produit par une chute ou un coup, par une piqûre, par des exercices violents d'équitation, des hémorrhoïdes, peu importe la cause, il faut pratiquer l'opération : les premiers pansements se font le plus ordinairement par les mains de l'opérateur lui-même. Il faut que la garde ait le soin de lui préparer de la charpie longue pour tamponner, et pour peu qu'elle soit intelligente et adroite, elle pourra elle-même se charger vers la fin, non seulement de les renouveler lorsque le malade aura été à la garde-robe, mais encore toutes les fois qu'elle voudra lui fournir quelques nouveaux moyens de soulagement en détergeant les matières qui pourraient s'accumuler avant l'arrivée du chirurgien.

On désigne encore sous le nom de fistules, toutes les ulcérations qui communiquent avec des organes qui fournissent un fluide particulier ; les fistules lacrymales, salivaires, et urinaires, sont de ce nombre. On a pour remédier à toutes ces fistules beaucoup vanté plusieurs onguents, plusieurs emplâtres, mais leurs prétendus succès n'ont jamais été appuyés que sur la crédulité, il faut donc se contenter d'en entretenir la propreté; souvent on peut se permettre encore d'y faire des injections pour appaiser l'inflammation, mais c'est tout, puisqu'il n'y a rien à leur opposer que l'opération.

### *Fleurs blanches.*

Un teint pâle, une faiblesse, ou plutôt un état de langueur générale, des tiraillements à l'estomac, peu ou point d'appétit, un dépérissement graduel et marqué, un dégoût, une indifférence absolue pour le moindre exercice, le gonflement particulier des paupières; si vous ajoutez à ces symptômes les écarts du régime, la manie de ne jamais être couverte sur la tête, de porter des vêtements trop légers pour la saison, une dépravation plus ou moins grande de l'appétit, l'usage continu d'aliments peu substantiels, la démoralisation dans des desirs plus ou moins effrénés; telles sont les apparences et les symptômes les plus ordinaires auxquels on reconnaîtra qu'une femme peut être attaquée de fleurs blanches, comme encore sous le nom de Lenchorrée, véritable catarrhe que l'on rencontre encore chez les femmes tristes, absolument indifférentes pour toute espèce de plaisirs, celles qui sont presque toujours languissantes et sans aucun besoin de manger, celles enfin, que le sang tourmente ou qui auraient avorté par suite de trop longs chagrins, et qui seraient menacées d'une maladie profonde dans les organes de la reproduction.

Quoi qu'il en soit, il n'est pas indifférent de bien établir son pronostic d'après ce qui vient d'être exposé, car il est d'autres fleurs blanches dont les apparences, à-peu-près semblables, amènent de cuisants souvenirs à ceux qui en approchent.

Limpides et très-peu abondantes, fort souvent les femmes n'y font aucune attention, presque toujours même elles précèdent la menstruation ; cet état qui subsiste quelquefois longtemps, varie par tout ce qui peut fortifier la constitution, par un état permanent dans les affections qui tiennent au moral, et toutes les fois qu'elles ne dépendent pas d'une cause vénérienne.

Le traitement de cette affection si commune consiste dans les boissons douces et légèrement mucilagineuses : on pourra les choisir dans les infusions, les décoctions, les bouillons médicamenteux dont nous avons parlé ; des bains pris avec les précautions indiquées, ceux de siège surtout dans lesquels on ajouterait des plantes ou des graines adoucissantes ; bien se vêtir en tout temps — porter de la laine sur tout le corps, ne vivre que d'aliments très-faciles à digérer, se priver absolument de tout ce qui peut fatiguer l'estomac, des crudités de toute espèce, faire de l'exercice sans fatigue, des frictions sèches, ou à la vapeur du benjoin, éloigner autant que possible tout ce qui pourrait trop affecter le moral, fortifier par tous les moyens, user du tout, et n'abuser de rien : tels sont les remèdes pour empêcher les fleurs blanches ; on a conseillé aussi les vésicatoires, les exutoires placés dans l'intérieur et un peu au-dessus des cuisses, mais ce n'est que comme dérivatifs ; ou mieux encore, afin de produire une irritation capable de faire cesser celle qui se porte sur des organes essentiels à la vie.

## *La gale.*

Maladie contagieuse produite par un ciron de nature particulière qui se communique par le contact, qui se manifeste à l'interstine des doigts, dans les articulations, et qui de là se propage par tout le corps quelquefois avec une rapidité difficile à décrire; pour peu qu'elle séjourne sur un épiderme un peu délicat elle y forme bientôt des pustules dont la démangeaison devient insupportable surtout pendant la nuit, lorsque la chaleur se fait sentir; cette irritation locale est bientôt suivie d'un écoulement de sérosités qui, par le contact de l'air, forme des croutes plus ou moins épaisses, et remarquables tant par leur multiplicité que par la rapidité avec laquelle elles se succèdent les unes aux autres. Si les enfants, les vieillards, les femmes, sont beaucoup plus disposés que les hommes forts et robustes à la contracter, les gens sales, mal-propres, tous ceux qui sont mal nourris, peuvent aussi très-facilement en être attaqués ; nous doutons qu'elle soit la crise de quelque maladie, comme on l'a pensé pendant très-long-temps, malgré la similitude qui existe entre la gale et les éruptions cutanées qui se manifestent chez la plupart des gens avancés en âge lorsqu'ils sont plus ou moins négligents sur les premiers soins de propreté.

Que la gale soit spontanée, ou qu'elle soit contagieuse, il n'en est pas moins vrai que c'est le soufre administré de quelque manière que ce soit qui en est le remède par excellence. On a beaucoup employé aussi les préparations mercurielles, voici les principaux mélanges de soufre. Prendre fleurs de soufre bien lavées quatre gros, sel ammoniac deux gros, graisse de porc ( sain-doux blanc ) vingt-quatre gros ; broyer dans un mortier de marbre jusqu'à ce que l'on ait fait du tout une pâte égale ; ensuite la poudre dont nous avons parlé page 73. Viennent ensuite les bains sulfureux, mais il faut avoir soin de les prendre très-chauds et de se tenir dans le lit au moins pendant deux heures après en être sorti. De toutes les préparations mercurielles, la plus facile à employer, celle qui est la plus douce, c'est la pommade citrine (l'onguent citrin). La décoction de tabac réussit dans le traitement de la gale, alors il faut avoir la plus grande attention de ne pas en frotter le ventre, mais les bras et les jambes seulement, et quelquefois même à un ou deux jours d'intervalle suivant son effet. Il est démontré par l'expérience que la gale peut dès le moment même de son apparition être entièrement détruite, mais alors il faut employer des substances irritantes et capables de produire sur le champ une action violente sur tout le système cutané; mais pour peu que la gale soit ancienne, il y aurait quelque danger de vouloir employer ces moyens pour la guérir; souvent même après le traitement on voit se manifester sur la peau des furoncles, et beaucoup d'autres boutons qu'on prend encore pour une nouvelle apparition de la maladie : aussi quelques bains tièdes pris à des intervalles plus ou moins éloignés, quelques frictions avec des pommades douces, le changement de linge et de vêtements suffisent pour les faire disparaître entièrement.

### *La Gangrène.*

Partout où il se manifeste rougeur vive, avec dureté, tension, rénitence, douleur plus ou moins poignante, suivie bientôt après d'une teinte brune, ou livide, s'il s'élève sur cette même surface des vésicules (phlictaines) remplies d'une sérosité plus ou moins colorée depuis le rouge brun, jusqu'au noir foncé, que la tumeur vienne à s'affaisser, à se recouvrir d'une croûte plus ou moins dure et jaunâtre, que les parties environnantes perdent le mouvement, la chaleur; si le pouls faiblit, que les traits du visage changent visiblement, que le malade exhale une odeur infecte, nauséabonde, plus ou moins cadavéreuse, la partie affectée se détache et se sépare par gangrène, ses fonctions vitales ont entièrement cessé. Chez les personnes faibles, les vieillards, chez tous les individus lymphatiques, dans les grands rassemblements de malades, au milieu de tous les endroits où l'air ne circule pas assez, enfin sous toutes les conditions qui peuvent détériorer les individus, comme le trop grand froid long-temps continué, la gangrène ne tarde pas à se manifester. Tant qu'elle est bornée, circonscrite, la nature forme un cercle rouge qui sert à indiquer l'étendue des parties qui doivent tomber et se séparer; mais si elle gagne les muscles, qu'elle s'insinue profondément dans les tissus cellulaires, parenchymateux, si elle se manifeste dans quelques-uns des organes essentiels à la vie, il ne faut plus espérer d'en arrêter la progression, le malade ne tarde pas à périr. Dans toutes les fièvres de mauvais caractère et dans beaucoup d'autres maladies les individus sont attaqués plus ou moins promptement de taches, de plaies, avec escharres gangréneuses dans quelques-unes des parties sur lesquelles ils appuient étant couchés dans leur lit, souvent même elles servent encore à les rendre beaucoup plus malheureux qu'ils ne devraient l'être; comme nous en avons parlé à l'article de l'eau fraîche employée comme remède, nous n'y reviendrons pas : il nous suffira d'observer seulement que cette espèce de gangrène ne présente aucun des résultats dangereux que nous avons exposés un peu plus haut.

Combattre la maladie principale par tous les moyens fortifiants, employer le vin, le quinquina, les amers, à l'intérieur, l'eau-de-vie camphrée, le vinaigre, une solution de sel ammoniac légère, sur les parties sphacélées et qui doivent se séparer, faire des panesments réguliers, appliquer des cataplasmes résolutifs, l'ulcération une fois parvenue à l'état de plaie, la nature amène promptement les moyens de cicatrisation qu'on doit favoriser par la propreté, dans les linges, les hardes; par le changement d'air, et même en transportant au dehors le malade s'il se trouve enfermé dans un hôpital, dans un vaisseau, ou dans une prison, ou bien enfin dans une maison trop étroite froide ou exposée à une humidité continuelle. Car lorsque la matière que fournit la tache, la plaie, ou l'ulcération gangréneuse, porte avec elle une très-grande septicité ou acrimonie, on voit bientôt se déterminer dans toute l'étendue des parties où elle se développe, et sur lesquelles elle s'étend, une ligne rouge plus ou moins large qui, suivant la partie où elle s'arrête, produit les engorgements et les abcès profonds gangréneux que nous signalons ici, et qui font périr en très-peu de temps. Comme le cadavre passe en cinq à six heures à la putréfaction, que la peau est presque toujours vergetée de taches plus ou moins livides et noires, il faut promptement le faire enterrer, si l'on ne veut pas encourir les risques d'une contagion qui sera d'autant plus prompte que tout ce qui est aux alentours se trouve frappé pour ainsi dire par l'étonnement et plus encore par la terreur.

### *Les hémorrhagies.*

Ecoulement considérable et inaccoutumé de sang artériel ou veineux, occasionné par la coupure, la rupture d'un vaisseau quelconque, ou bien encore par une cause intérieure, quelle qu'elle soit... Cet écoulement de sang lorsqu'il arrive par le nez se nomme hémorrhagie nasale (*épistaxis*). Tous les enfants y sont très-sujets, lorsqu'ils sont d'un tempérament sanguin et qu'on les nourrit trop, lorsqu'on leur donne trop de vin, du café trop fort ou des liqueurs à boire, lorsqu'ils se livrent à des exercices violents, ou lorsqu'ils ne remuent pas du tout; si on les fatigue par une trop grande assiduité à l'étude, si on les laisse trop long-temps exposés à l'ardeur du soleil en été, l'intérieur du nez et toutes les membranes qui le tapissent se gonflent, deviennent plus ou moins irritables, il se manifeste un coriza qui détermine l'éternuement continuel, et le saignement du nez survient plus ou moins souvent, quelle que soit d'ailleurs sa durée; l'enfant paraît boursouflé par la figure, il éprouve des tintements d'oreilles, des picotements dans le nez; il a des maux de tête, des vertiges; il lui semble voir continuellement des lumières vives et brillantes : alors le sang coule par gouttes précipitées, ou par afflux continué d'un côté seulement, ou quelquefois par les deux narines.

Si cette hémorrhagie nasale provient après quelque maladie et qu'elle annonce sa fin comme dans la coqueluche, il faut bien prendre garde de l'arrêter; mais si elle vient par suite de réplétion ou d'inaction, il faut faire changer absolument de régime, et forcer de prendre de l'exercice, mettre le jeune enfant à l'usage continué des boissons fraîches acidulées. Déjà à l'article de l'eau froide nous avons dit de quelle nécessité elle se trouve en pareille circonstance, en y plongeant les pieds et les mains; si ces moyens ne réussissaient pas, il faudrait avoir recours à des tampons de charpie, imbibés d'eau fraîche et de vinaigre, pour boucher les narines; il faudrait en faire inspirer, et renifler avec force.

L'hémorrhagie qui arrive du poumon se désigne ordinairement sous le nom (*d'hémoptysie*) : et elle est produite chez les adultes par tout ce qui peut irriter les organes de la respiration, soit en chantant, soit en déclamant, soit en respirant des vapeurs acides; avec le froid des extrémités qui survient momentanément, le malade éprouve de la chaleur, de l'embarras, de l'oppression dans tout l'intérieur du thorax (la poitrine), un picotement qui provoque continuellement la toux, et le sang qu'il expectore à plus ou moins gros bouillon est rouge vermeil : on le désigne sous le nom de rutilant. Il est nécessaire en pareil cas de placer le malade dans une situation verticale, lui faire respirer de l'air frais, le faire rester dans un repos absolu, lui faire observer le plus grand silence, lui administrer des boissons froides, acidulées, légèrement nitrées ; quelques-uns emploient les mucilages, la gomme arabique, l'eau miellée avec addition d'un peu de vinaigre, l'application des sangsues, ils font saigner du bras ; s'ils donnent l'ipécacuanha, c'est plutôt pour opérer de légères secousses, que pour procurer des vomissements considérables. Le malade peut encore faire de l'exercice sans fatigue, mais il faut qu'il apporte toutes les attentions les plus strictes dans son régime de vie et dans ses habitudes.

Si le sang sort précipitamment et qu'il provienne des vaisseaux de l'estomac, cette hémorrhagie se désigne sous le nom (*d'hématemèse*).... S'il est noir, épais, qu'il soit expulsé par les vomissements et mêlé avec des matières alimentaires, ou bilieuses, par des efforts plus ou moins grands, si le malade est fort et robuste, sujet à de violents accès de colère, à des emportements, s'il est adonné au vin, à l'abus des liqueurs, à l'usage immodéré des femmes, qu'il ressente quelques jours auparavant de la pesanteur, des anxiétés, de la douleur dans tout l'intérieur de l'abdomen, s'il tombe quelquefois en syncope. Ici c'est dans les moments d'intervalles que laisse l'hémorrhagie qu'il faut employer les moyens d'y remédier par toutes les substances adoucissantes, par l'application des topiques aux extrémités comme dérivatifs, par l'emploi des clystères émollients, par de légers purgatifs, par l'application d'un topique irritant, ou d'un vésicatoire sur la région de l'estomac, enfin par les boissons froides et assez fortement acidulées.

Cette hémorrhagie prend encore le nom de (*méléna*) lorsqu'elle survient après des affections morales tristes, après un abus dans les purgatifs, après un vomitif mal administré, après la suppression d'évacuations sanguines habituelles, enfin d'après une désorganisation plus ou moins avancée de quelques-unes des parties de l'estomac, ou de ses annexes : alors le malade ressent une douleur vive poignante au bas du sternum; il est pâle, décoloré, se trouve mal très-souvent; il se plaint d'un froid plus ou moins marqué sous la plante des pieds, avec des alternatives de chaleur. Aux moyens généraux que nous avons indiqués plus haut, il faut encore ajouter ici les décoctions d'orge, de riz, les lavements avec l'huile, le jaune d'œuf et le camphre.

Le flux hémorrhoïdal peut quelquefois se déterminer d'une manière si excessive qu'il manifeste une véritable hémorrhagie: ceci n'arrive ordinairement qu'aux vieillards mélancoliques, faibles et valétudinaires, sujets aux hémorrhagies, qui ont la manie de se provoquer à manger par le moyen des aloétiques (les pilules gourmandes, les pastilles *ante cibum*), qui ne font point d'exercice, et veulent prendre des médecines de précaution; dans ce cas leurs déjections presque toujours sanguinolentes sont inséparables des douleurs vives et profondes qu'ils éprouvent à la marge de l'anus; les pieds, les mains refroidissent ou éprouvent une chaleur de peu de durée qui les avertit de l'affluence du sang qui va s'échapper par leurs hémorrhoïdes : les applications de substances astringentes, les topiques froids dans l'intérieur des cuisses, au périnée, sur le rectum, si elle devient périodique et qu'elle ne soit pas portée trop loin, il faut la respecter.

L'hémorrhagie qui survient par les voies urinaires se distingue des autres, et on l'appelle (*hémathrie*) pissement de sang; elle est provoquée par l'abus de toutes les boissons fermentées, par un violent exercice à cheval, par un coup, une chute; sur quelques-unes des parties qui servent à cette excrétion. On l'a vue aussi très-souvent survenir après l'usage des cantharides à l'intérieur, après celui de la thérébentine ou de toute autre substance dont l'action trop énergique détermine l'inflammation des organes urinaires. La présence d'un calcul dans les reins, la vessie, peut encore y donner lieu; toutes fois que le pissement de sang se manifeste, il faut apporter la plus grande attention à la cause qui a pu le produire, comme à l'endroit d'où il peut venir : les boissons mucilagineuses et émulsives, les ferrugineux légers; celles qui sont aigrelettes doivent être employées de préférence.

Les femmes sont extrêmement sujettes dans tous les temps, et toutes les circonstances de leur vie, à des hémorrhagies par les organes de la génération; on les désigne sous le nom de (*ménorrhagie.*)

Lorsqu'elles sont blondes, grasses, replètes; lorsqu'elles ne font que peu ou point d'exercice, qu'elles mangent beaucoup, qu'elles font un usage immodéré du vin, des liqueurs alcooliques; lorsqu'elles éprouvent une affection morale trop forte, peu de jours avant l'époque des règles; lorsqu'elles ont les passions vives, ardentes; le sang se manifeste avec violence avec des intervalles dont on ne peut soupçonner la durée ni le retour; elles pâlissent, éprouvent de la douleur de tête, de l'embarras dans le bas-ventre, autour des reins, une lassitude dans les membres, du froid aux pieds, dans la paume des mains; elles perdent totalement la connaissance, et tombent dans une prostration de forces la plus marquée. A l'article des pertes chez les femmes en couches, nous avons donné une grande partie des moyens à employer en pareil cas: tout le traitement dans ces sortes d'accidents consiste, à éloigner les causes occasionnelles et administrer ce qui peut fortifier et agir par le moyen de l'estomac, d'une manière plus ou moins directe sur les organes qui fournissent à l'hémorrhagie.... On appelle aménorrhée l'état contraire, l'absence plus ou moins prononcée de tout écoulement sanguin, soit qu'il n'éprouve qu'un retard, ou bien une suppression totale. Quant à la déviation des règles, si elle arrive lentement et successivement, qu'elles soient remplacées par des sueurs plus ou moins abondantes, suivant l'époque et les périodes des apparitions précédentes, il n'y a rien à faire, il faut bien se garder de prendre en abondance, et comme c'est la coutume pendant un an et quelques jours, toutes ces infusions multipliées aromatiques, amères, spiritueuses, ou vulnéraires, le matin à jeun dans ce cas, il est bien inutile de chercher encore à provoquer ce que la nature veut entièrement supprimer.

## *Les hémorrhoïdes.*

Nous venons de parler tout-à-l'heure de l'hémorrhagie, à laquelle elles peuvent donner lieu; nous ne dirons donc ici de cette évacuation sanguine, que ce qui peut la soulager lorsque par des circonstances particulières elles deviennent douloureuses, fatiguantes, ou incommodes. En général il n'y a que les adultes, et les vieillards, qui soient tourmentés par les hémorrhoïdes, et comme le plus ordinairement elles dérivent d'une trop grande abondance de nourriture et d'une oisiveté continuée, on ne peut guère dans ce cas venir à bout de les détruire que par la tempérance, la sobriété, et de l'exercice pris modérément. Tous ces hommes qui par luxe, appétit, besoin, desir, ou autre motif, veulent emplir continuellement leur estomac d'aliments difficiles ou pénibles à digérer, qui ont besoin de le stimuler tous les jours par ces perfides liqueurs amères, connues sous le nom de véritable extrait d'absinthe suisse, ou autres élixirs qu'ils appellent encore à juste titre au milieu d'un repas, le coup du gourmand, payent bien cher la volupté de manger par les hémorrhoïdes qui les obsèdent nuit et jour. En se nourrissant d'aliments faciles à digérer de végétaux bien cuits, n'usant que sobrement du vin, et ne prenant que très-peu de café, point de liqueurs fortes, en faisant un exercice modéré, en conservant toujours la sérénité de l'ame, la tranquillité d'esprit, en fuyant la mollesse, le trop long séjour dans le lit, les sièges trop doux, ce sont les vrais moyens non pas de guérir les hémorrhoïdes, mais de ne jamais en avoir.

*Les hydropisies*,

Ou collection, et amas d'une substance fluide dans l'intérieur d'une cavité quelconque. On la nomme *hydro-thorax* lorsque le fluide est dans la poitrine; *hydropisie ascite* lorsqu'il est dans le bas ventre; et *anasarque*, lorsqu'il est épanché par tout le corps. Les causes prédisposantes les plus ordinaires de toutes ces hydropisies sont d'habiter continuellement les lieux bas et humides, l'usage habituel de mauvaises eaux, l'abus de toutes les liqueurs fermentées, le vin et l'eau-de-vie surtout, de grandes hémorrhagies passées, la vie trop sédentaire, des chagrins profonds et long-temps continués, toute suppression vive et subite d'une maladie cutanée, la lésion profonde et grave de quelques-uns des organes considérables de la poitrine et du bas-ventre, après des fièvres intermittentes qui ont duré pendant un très-long temps; les symptômes les plus ordinaires sont une pâleur générale qui va souvent jusqu'à la lividité: la peau ne conserve aucune espèce de sensibilité, et dans la nasarque lorsqu'on appuie les doigts dessus, elle en conserve pendant long-temps l'impression. Partout où se fait l'épanchement on le reconnaît à l'adématie qu'il produit dans la poitrine: le côté où il existe est enflé et par la percussion il est beaucoup plus facile encore de s'en assurer, dans celle du bas-ventre, outre son volume, qui va toujours croissant, la peau est d'un blanc de lait, froide partout, sans aucune espèce de sensibilité; toutes les fonctions premières de la vie, telles que la digestion, la respiration, la circulation, et les autres sont plus ou moins dérangées ou altérées; tout ce qui peut d'abord s'exposer à toutes les causes occasionnelles, soutenir et ranimer les forces, les toniques, les diurétiques, l'emploi bien combiné de toutes les préparations scillitiques, les frictions sèches et à la fumée du benjoin, de temps à autre quelques purgatifs, l'insolation, les rubéfiants, rarement les mouchetures, encore moins les scarifications à cause de la gangrène, la ponction et l'écoulement du fluide, ont quelquefois été employés avec succès.

## *Les hernies.*

Voici la définition qu'on en trouve dans les tables synoptiques du *professeur Chaussier*. « Tumeur molle, élastique, renitente, « plus ou moins saillante et volumineuse, « située à la circonférence d'une des cavités « splanchiques, formée par le déplacement « partiel ou total d'un ou de plusieurs vi-

« scères qui y sont contenus, souvent ren-
« fermée dans un *sac* ou prolongement ac-
« cidentel, fourni par la tunique qui tapisse la
« cavité splanchnique, toujours recouverte
« des tégumens, sans altération de leur cou-
« leur, de leur température habituelle, dont
« la forme et la situation sont très-variables,
« dont le volume augmente par tous les
« efforts, diminue par le repos, la pression,
« et qui souvent est compliquée avec quel-
« qu'autre affection, ou accompagnée d'ac-
« cidents plus ou moins graves. »

C'est parce qu'on a beaucoup préconisé plusieurs remèdes contre ce genre de maladies que nous en parlons, car s'ils ne sont pas nuisibles, ils sont tout au moins la plus grande partie très-inutiles : un bandage approprié réussit beaucoup mieux que tout le reste ; il est cependant bon de prévenir encore qu'à l'apparition des vomissements plus ou moins fréquents ou continués, sans cause bien connue, il y a tout lieu de croire qu'ils tiennent à l'étranglement de la partie contenue dans le sac herniaire, et qu'il ne faut pas, comme nous l'avons vu très-souvent faire, recourir à des potions calmantes, à l'administration de l'huile de ricin; car, tandis qu'on agissait de la sorte, on perdait beaucoup de temps : l'inflammation se développait dans l'intérieur de l'abdomen, et nous n'avons eu que le temps d'en venir à pratiquer une opération, dont les suites peuvent quelquefois être très-incertaines lorsqu'on attend trop long-temps; toute espèce de manœuvre pour faire rentrer la hernie devient alors inutile. Souvent encore nous avons vu commettre d'autres erreurs non moins graves, et prendre la hernie pour un bubon sur lequel on appliquait des cataplasmes émollients pour amener la résolution; il n'est pas même rare de voir le contraire, prendre des bubons pour des hernies; quoi qu'il en soit, il faut alors avoir recours à des hommes qui aient de l'expérience.

### *Les inflammations.*

Toute inflammation à l'extérieur est toujours accompagnée de chaleur, douleur, pulsations, et jamais il ne peut survenir de formation de fluides purulents dans quelque partie que ce soit, sans qu'auparavant ces trois modes particuliers inhérents à l'inflammation n'aient eu lieu pendant plus ou moins long-temps.

Tous les phénomènes généraux qui résultent d'une inflammation locale altèrent plus ou moins les fonctions de l'organe sur lequel elle est fixée ; de là les différentes dénominations par lesquelles on les désigne le plus ordinairement : lorsqu'elle réside sur l'estomac on la nomme *gastrite*, sur le foie *hépatite*, sur le péritoine *péritonite*, sur l'intestin *entérite*, sur la vessie *cystite*, et *métrite* si elle est fixée sur la matrice. Quel que soit son mode d'existence, quelle que puisse être la cause de son dévelopement, nous ne la considèrerons ici que dans ses phénomènes généraux. *La gastrite*, ou inflammation du bas-ventre, se manifeste le plus souvent chez les individus gras, sanguins, et pléthoriques, lorsqu'ils font abus de vins généreux, ou de liqueurs alcooliques ; lorsqu'après un exercice violent pris pendant des chaleurs brûlantes ils veulent user de boissons glacées ou trop fraîches ; lorsqu'ils sont violents, sujets à des accès de colère; lorsqu'ils ne veulent vivre que d'aliments irritants, gras, difficiles à digérer, pourris (faisandés); après des purgatifs irritants, des substances vénéneuses; alors ils éprouvent une douleur vive, âcre, piquante dans le creux de l'estomac, tout ce qu'ils prennent alors ne sert qu'à augmenter leur mal; la soif continuelle qui les tourmente ne peut plus se calmer par les boissons; ils ressentent un état de plénitude, de chaleur âcre et brûlante, de l'inquiétude, et sont toujours sur le point de vomir quoiqu'ils ne soient que violentés par des nausées; le hoquet, l'état du pouls qui est petit, dur, serré, fréquent, tout indique l'état inflammatoire.

Dans ce cas les moyens généraux d'y remédier sont dépendants de tout ce qui peut être présumé y avoir donné lieu; les saignées locales, les boissons en très-petite quantité à la fois, les potions calmantes, les bains entiers, les bains de siège avec addition de décoctions mucilagineuses adoucissantes, les cataplasmes avec la décoction de têtes de pavots. *L'entérite*, douleurs d'entrailles, peut reconnaître pour causes principales celles que nous avons énumérées plus haut, en y ajoutant encore toutes les matières mal digérées ou durcies, faisant corps étranger dans leur intérieur, une hernie étranglée, les substances corrosives, la répercussion des dartres, des rhumatismes, le changement trop subit d'une température à une autre, l'usage long-temps continué d'aliments malsains et peu capables de soutenir les forces de l'estomac. Alors la douleur fixée beaucoup plus bas que dans l'inflammation précédente donne la sensation continuelle d'une barre qui traverse toute l'étendue du bas-ventre, la soif brûlante peut encore être un peu soulagée parce que l'estomac conserve pendant quelque temps ce qu'on administre dans cet instant; enfin ici comme dans la première tous les moyens généraux de combattre une inflammation peuvent être mis en usage avec quelque espérance de succès.

La *péritonite*, ou inflammation du péritoine; nous ne parlerons que de celle qu'on désigne comme simple : nous avons dit dans l'article fièvre puerpérale ce qui peut y avoir rapport; comme les autres la péritonite a lieu par les abus de tout genre, les chagrins, l'exposition trop prolongée au froid excessif. Extrêmement douloureuse lorsqu'on veut palper le bas ventre, cette inflammation excite souvent des nausées, des vomissements, des coliques avec une constipation opiniâtre, ou de la diarrhée fatiguante, une soif ardente que rien ne peut étancher; si toutes les exarbations de la maladie surviennent graduellement, si à la suite des divers moyens employés on n'obtient pas une rémission visible, que la gangrène et l'épanchement abdominal surviennent, l'individu court les plus grands dangers.

Si *l'hépatite*, ou inflammation du foie, ainsi que toutes les maladies auxquelles cet organe si essentiel à la vie peut être sujet, sont beaucoup plus communes dans les climats chauds que dans les nôtres, il n'en est pas moins vrai qu'elles se manifestent aussi par un coup violent sur le côté droit du corps une chute inattendue faite de très-haut sur les fesses, les genoux, les deux pieds, pour peu que l'individu mène une vie sédentaire, ou soit sujet à la mélaucolie, à la colère, aux écoulements sanguins par les hémorrhoïdes, dans ce cas le malade éprouve une douleur forte extrêmement profonde du côté droit; lorsqu'il veut rester couché, il le peut beaucoup plus facilement sur le même côté que de l'autre; celle qu'il éprouve dans le creux de l'estomac est très-vive; très-souvent il vomit; ses déjections sont très-peu ou nullement colorées; les dents, la surface des yeux, le fond de la figure, sont d'un jaune pâle et livide; l'urine sédimentesse est très-colorée en rouge; si l'inflammation existe à la surface supérieure, la douleur répond à l'épaule et vers la clavicule; elle augmente lorsqu'on y touche; à l'inspection tout le côté est très-relevé; si c'est la surface interne, il ne peut se coucher qu'avec sur l'un ou l'autre côté il éprouve des nausées avec vomissements qui lui laissent une très-grande amertume dans la bouche lorsqu'ils sont passés; du septième au quatorzième jour très-souvent tous les accidents cessent; mais, passé ce terme, si la suppuration s'établit, l'organe se détériore, elle s'épanche, dans l'abdomen, dans le thorax, quelquefois dans la trachée, d'autres fois elle finit par des indurations partielles, enfin par la gangrène; dans le traitement d'une affection aussi grave tous les moyens capables de débiliter sont bons, les sangsues sur le côté, et ensuite un vésicatoire. Souvent il faut recourir à la saignée du bras plus ou moins répétée, aux lavements et boissons légèrement mucilagineuses, aux topiques, aux cataplasmes de toute espèce.

*La cystite* est l'inflammation de la vessie, *la néphrite* celle des reins : dans l'une comme dans l'autre ce sont presque toujours des calculs plus ou moins volumineux qui en sont la première cause. Avec tous les symptômes inflammatoires le malade est presque continuellement tourmenté par des douleurs vives et aiguës dans l'un ou l'autre de ces organes; il rend de petits calculs gramlés, rudes, plus ou moins gros, avec ou sans douleur lorsqu'ils sortent; tout ce qui peut adoucir, les boissons mucilagineuses, le repos, la sobriété, le régime.

La *métrite* enfin est l'inflammation de la

matrice (uterus); un accouchement pénible et les manœuvres imprudentes pour le terminer, un avortement provoqué, des abus, des excès voluptueux, la déterminent; il survient alors douleur, chaleur, tension, dans toute la partie inférieure du bas ventre, suspension ou suppression totale de tous les écoulemens qui doivent paraître aux époques marquées; la malade éprouve un ténesme [illegible] une constipation gênante, et [illegible] d'uriner; à tous [illegible] elle ressent une douleur plus ou moins vive; l'intérieur des cuisses est extrêmement sensible; les mamelles [illegible] chantes, souvent avec [illegible] délire, défaillance et syncope. Quelle que soit sa marche et la tendance qu'la [illegible] soit qu'elle manifeste, il est toujours bon d'avoir recours aux bains de siége, à la saignée du bras, à l'application des sangsues, aux bains de vapeurs sur la partie.

*La jaunisse,*

Encore appelée *ictère*, ne doit pas être considérée comme une maladie particulière, mais bien connue; un des symptômes [illegible] accompagne beaucoup d'autres, [illegible] celles qui proviennent du [illegible] annexes, presque toujours [illegible] par des affections morales trop vives [illegible] de quelques substances [illegible] trop violentes. Dans presque toutes [illegible] qui donnent lieu à la [illegible] éprouvent presque [illegible] dans les membres, [illegible] poitrine, difficulté [illegible] leur pouls est faible [illegible] jaunissant [illegible] [illegible] ment [illegible] presque blanc [illegible] qu'ils ressentent [illegible] [illegible] de [illegible] jusqu'à la tête, [illegible] des yeux et sur l'émail des dents. Ceux qui sont frappés de jaunisse voient tous les objets qui les environnent de cette même couleur; quant à son traitement, il est absolument nécessaire de le diriger d'après la force du sujet et la cause de la maladie. Souvent la saignée produit de bons effets; mais ce qui réussit constamment, c'est l'usage continué et répété, [illegible] des jaunes d'[illegible] délayés avec du [illegible] auxquels on ajoute au moment de les prendre, quelques gouttes de la liqueur anodine d'Hoffmann, ou mieux encore d'éther sulfurique; les potions calmantes, le petit lait, de légers évacuans, le sirop de violettes étendu dans l'eau, et auquel on ajoute quelques gouttes d'esprit de nitre dulcifié [illegible], les eaux minérales légèrement ferrugineuses, les clystères simples et émolliens, si la constipation persiste; influer autant que possible sur les affections morales qui ont pu la produire; les [illegible] en pareille occurrence valent beaucoup mieux que tous les remèdes pharmaceutiques.

[illegible] ici quelque chose de la jaunisse [illegible] nouveau-nés. Lorsqu'un enfant [illegible] au passage, lorsque par [illegible] manœuvre [illegible] sous la peau qui recouvre la tête, un thrombus ou les amas de sang, quelques jours après il devient plus ou moins jaune, l'application des compresses imbibées de vin chaud, [illegible] la formule page 97, suffisent ordinairement dans le cas dont il s'agit ; mais, s'il n'évacue pas le méconium, si on lui donne une mauvaise nourriture, si la nourrice n'a pas les qualités requises et que son lait soit trop ancien, l'enfant devient très-promptement jaune par toute l'habitude du corps, il ne dort presque pas, pousse continuellement de petits cris plaintifs et aigus, le ventre se ballonne plus ou moins, les mains se contractent, et les accidens qui surviennent le font périr promptement.

Dans les premiers instans, si on change la nourrice, si on fait suivre un régime meilleur, si le ventre ne souffre pas encore, qu'on puisse lui donner quelques légers évacuans, on peut encore espérer ; mais, dans le cas contraire, c'est une des affections qui fait périr impitoyablement la plus grande partie de ceux des enfans nouveau-nés auxquels elle survient.

*Les pâles couleurs.*

La pâleur, le teint blême, état particulier dans la coloration de la peau, qui souvent approche du blanc terne, tantôt du blanc mate plus ou moins jaune. Tandis que dans l'état de santé parfaite, elle doit presque toujours être colorée d'un rose agréable susceptible d'augmenter par l'impression de l'air et le contact de la lumière. Comme les pâles couleurs dépendent presque toujours d'un état de maladie qui affecte les principaux organes essentiels à la vie, c'est une des premières raisons pour lesquelles il faut très souvent y apporter la plus sérieuse attention. Dans la suppression des règles par suite d'un violent accès de colère, d'une passion violemment contrariée, ou l'exposition trop prolongée au contact du froid, il faut apporter la plus grande a[illegible] le choix des moyens qui peuve[illegible] employés pour rétablir l'ordre de la nature, surtout s'il est une suite obligée de l'inflammation de la matrice. Toutes les substances ferrugineuses, tous les stimulants, les bains de vapeurs, locaux, les sangsues, l'usage des amers aromatiques, les bains, le régime, l'exercice modéré, la sérénité de l'âme, les frictions de toute espèce. Chez les femmes naturellement peu colorées, les lymphatiques plus ou moins blondes, toutes les fois qu'il n'y a point de maladies particulières à la poitrine, au foie, ou à l'estomac, il faut bien se garder de rien faire qui puisse changer le mode habituel des sécrétions; il vaudrait dans ce cas encore beaucoup mieux les laisser pâles et décolorées que de les rendre beaucoup plus malades pour leur donner en apparence un état de santé qu'elles ne pourraient avoir.

*Les nausées.*

Mouvements d'irritation qu'il faut bien [illegible] des vomissements, car dans ceux-ci [illegible] tout ce qu'il contient, tandis [illegible] il n'y a que soulèvement de [illegible] rendre en aucune manière. Chez les femmes grosses, celles qui sont [illegible], lymphatiques et nerveuses pendant tous les premiers temps, presque tous les jours le matin avant d'avoir rien pris, les nausées se manifestent et les rendent plus ou moins malheureuses; lorsqu'elles cessent [illegible] la santé s'améliore, mais quelquefois aussi elles continuent pendant les neuf mois entiers, alors l'individu se détériore; les dégoûts, les appétits bizarres, la soif plus ou moins grande, l'état douloureux plus ou moins sensible de l'épigastre, tout indique l'irritation occasionnée par l'état particulier et spasmodique dans lequel se trouve la matrice; en pareille circonstance il faut avoir recours à un régime léger, il ne faut absolument donner que des aliments faciles à digérer; lorsque la grossesse est à peu près à moitié terme, on les a vues cesser à la suite d'une saignée du bras plus ou moins copieuse, suivant la force et l'état spasmodique dans lequel se trouve la femme. Autant que possible il sera encore très-utile de prévenir la constipation, en ayant recours aux lavements émollients; souvent aussi l'on emploie [illegible] de bouillon de poulets [illegible] d'avoir recours à la [illegible] faiblesse; au surplus cet état de nausées continuelles, comme nous l'avons dit, est beaucoup plus fatiguant que dangereux, et nous voyons une foule de femmes obligées, ou forcées de cacher pour quelques raisons particulières [illegible] instans d'une grossesse, y [illegible] l'empêcher pour ainsi dire [illegible] par la seule résistance qu'elles y apportent.

*Le panaris.*

A la suite d'une inflammation violente à l'extrémité des doigts, qu'elle soit produite par une percussion, une contusion, une piqûre, ou par l'immersion des mains dans des eaux chargées de substances alcalines, telles que la lessive, l'eau de savon un peu forte, ou par toute autre cause, il se développe un phlegmon dans le tissu cellulaire qui se trouve sous les ongles, et qui par la violence de la douleur, les pulsations qu'il y fait sentir, produit l'état particulier de maladie que l'on désigne sous le nom de panaris. Dès les premiers instans de l'inflammation on voit la rougeur, la partie se gonfle, les artères battent d'une manière sensible [illegible] leur devient presque insupportable, la fièvre survient, l'agitation, la perte du sommeil, quelquefois un délire marqué.

Que si on apporte de la négligence à calmer les premiers sypmtômes inflammatoires, tout le bras participe à sa violence, et par suite, il se déclare des abcès profonds dans tout le trajet des muscles jusqu'à l'épaule, et après un temps plus ou moins long, lorsqu'il y a cessation totale de ces accidents, le doigt, et quelquefois la main ne peuvent plus obéir à la flexion.

Dès le début de cette maladie il est nécessaire de baigner le bras tout entier ou au moins la main, et le doigt malade dans une forte décoction d'eau de guimauves mêlée avec la tête de pavots, d'y ajouter de la solution aqueuse d'opium suivant l'intensité de la douleur et de l'inflammation locale. On conseille encore la saignée, l'application de la glace pilée, l'immersion de la main dans l'eau bien froide, une ouverture pratiquée dans la peau tendue avant même que la suppuration ne l'indique, pour opérer un dégorgement qui ne peut être que très-salutaire alors, et l'emploi des cataplasmes calmants jusqu'à la cicatrisation complète.

*Les pessaires et leur application.*

Un pessaire est un instrument ovoïde plus ou moins gros qu'on fabrique avec de la gomme élastique, de l'ivoire, de la cire, ou du buis, pour être placé en travers dans l'intérieur de la vulve afin de supporter et de maintenir en place la matrice qui a été dérangée, soit par un accouchement laborieux, soit par une [illegible], un coup, ou par toute autre cause. Souvent on a vu des femmes négliger de le sortir de temps à autre pour le nettoyer et le faire un peu tremper dans l'eau tiède afin de déterger la gomme élastique des matières muqueuses qui se forment à l'entour; par suite être très incommodées de l'âcreté qu'elles venaient à contracter. Alors il se manifestait de la chaleur, de la rougeur, un état d'irritation si grand, qu'avec l'écoulement qui en était une suite immédiate il en survenait une inflammation capable d'entraîner après elle les inconvénients les plus graves. C'est pourquoi on ne saurait trop recommander aux femmes obligées d'avoir recours à un pessaire ou tout autre instrument habituel dans ces cavités formées par des membranes séreuses, de les changer aussi souvent que possible, d'en avoir plusieurs, et de lubréfier la place qu'ils occupent, soit par des injections mucilagineuses, soit par quelques pommades appropriées.

*Des loupes.*

On désigne plus particulièrement sous le nom de loupes, toutes les tumeurs plus ou moins volumineuses qui surviennent à la tête, dans toute l'étendue occupée par les cheveux. Elles prennent le nom de *méliceris*, lorsque la matière qu'elles contiennent ressemble ou est épaisse comme du miel; *athérome*, lorsqu'elle est en bouillie; *stéatome*, lorsqu'elle est dure et consistante. Quelle que soit la nature d'une loupe, et dans quelque lieu qu'elle soit placée, si elle est petite, et qu'elle ne gêne pas beaucoup, il faut faire en sorte de la supporter; toutes les applications avec les stimulants, les topiques, les emplâtres, sont quelquefois peu utiles, si elles ne sont pas nuisibles. Il faut s'abstenir des caustiques, car ils déterminent après l'irritation, une suppuration tellement considérable qu'elle guérit difficilement, et intéresse souvent jusqu'aux os sur lesquels les loupes ont pris naissance.

*Les mamelles.*

Toutes les fois qu'une mamelle a été violentée ou frappée d'une manière quelconque, s'il y survient un engorgement avec douleur, chaleur, rougeur, tension plus ou moins considérable, chez une femme bien portante; ce premier résultat peut se terminer en très-peu de temps et disparaître sans déterminer aucun accident; mais si au bout de quelque temps, le mal reste stationnaire et que la glande elle-même soit profondément intéressée, elle devient plus ou moins ferme, et prend l'apparence qu'on désigne sous le nom de substance lardacée. Pour peu que tous ces symptômes prennent de l'accroissement, soit par suite d'une irritation naturelle, soit par l'application d'un caustique, ou tout autre stimulant, la sensibilité augmente tous les jours, la maladie fait des progrès; elle picote d'abord, puis après la douleur devient lancinante, et vers le soir elle augmente presque toujours; peu-à-peu la femme ne peut plus serrer les vêtements, la mamelle est dure, bossellée inégalement, la couleur rouge-brune paraît, et devient peu de temps après violette, avec une teinte noirâtre, et d'une sensibilité si grande, qu'on ne peut plus y toucher; la peau s'entame et il en découle un fluide sanieux, roussâtre, sans odeur bien marquée, mais qui ne tarde pas à être tellement fétide et nauséabonde, qu'on ne peut plus la supporter; toutes les veines se boursouflent, s'étendent et forment des bords inégaux, renversés, saillants par intervalles, et qui laissent échapper un sang noir épais qui se putréfie avec la plus grande facilité; alors, de temps à autre, la malade éprouve des douleurs tellement fortes, qu'elle ne peut plus les supporter qu'avec peine.

Si, malgré la disparition des bosselures par leur suppuration successive et isolée, le tissu qui les environne vient à s'engorger, la tumeur fait des progrès toujours croissants, elle attaque bientôt les muscles qui sont situés sur la poitrine, quelquefois même les côtes; on suit ses progrès et sa marche sur les glandes qui s'étendent jusque sous les aisselles, souvent même beaucoup plus loin : tout l'individu porte sur lui tous les symptômes de l'affection cancéreuse; les tourments affreux et continuels épuisent bientôt les forces, le marasme survient avec la diarrhée, et la mort termine cette longue série d'évènements successifs.

Que penser de tous les remèdes proposés pour guérir une affection semblable? Nous devons avouer ici, que ce ne sont que des palliatifs qu'on ne doit mettre en usage qu'avec la plus grande réserve, en prenant les plus grandes précautions pour ne pas augmenter des douleurs qu'on ne peut plus que suspendre par les narcotiques les plus puissants et les mieux appropriés à la situation et aux moyens de celle qui en est attaquée. Nous pourrions en dire presqu'autant de l'opération.

### *La pustule maligne.*

Encore désignée sous les noms de *puce maligne*, *bouton malin*, *charbon*, *anthrax*, *feu persique*, gros bouton qui se développe à quelques-unes des parties du corps avec toutes les apparences et tous les symptômes du plus mauvais caractère sur tous les individus qui approchent ou touchent les animaux qui meurent du charbon contagieux. C'est même la seule raison pour laquelle on ne la rencontre que chez les bourreliers, les bouchers, les tanneurs, les vétérinaires et autres personnes de la campagne obligées d'appliquer sur eux les mains lorsqu'ils sont vivants, et même après leur mort.

Lorsqu'elle paraît, elle s'annonce par une démangeaison incommode et douloureuse, de suite il paraît une vésicule qui noircit plus ou moins, se distend et perce en laissant échapper une liqueur séreuse roussâtre ; dans la place qu'elle occupait on ne tarde pas à découvrir un petit corps dur mobile lenticulaire autour duquel le tissu cellulaire se corrode et qui produit, lorsqu'on y touche, une douleur extrêmement cuisante. Toute la peau environnante devient engorgée, dure, luisante ; elle passe très-rapidement à la couleur brune très-foncée, la gangrène se manifeste, sa marche est d'autant plus rapide que l'individu attaqué est fort et robuste, la mort termine promptement la série de tous ces accidents précipités et que souvent même on ne peut empêcher. On voit clairement par ce que nous venons de dire qu'il est urgent de se hâter d'en arrêter ou tout au moins retarder les progrès effrayants, qu'il faut pour cela scarifier de st[illegible] aussi profondément que possible par le moyen des acides concentrés, par le muriate oxigéné d'antimoine (*beurre d'antimoine*), la nitrate d'argent (*pierre infernale*), la potasse caustique (*pierre à cautère*); si par un motif quel qu'il soit, on ne pouvait se procurer aucune de ces substances, il faut prendre un morceau de fer, le faire rougir le plus qu'il sera possible, et brûler beaucoup plus que moins afin de borner le mal dans une seule place et l'amener par la suppuration, à la cicatrisation parfaite.

*Les règles.*

Evacuation périodique chez les femmes, d'une quantité plus ou moins grande de sang, qui commence avec la puberté, continue pendant la plus grande partie de la vie excepté le temps de la grossesse, pour s'arrêter enfin à une époque plus ou moins éloignée, mais toujours en rapport avec celui où elles ont paru pour la première fois. Leur apparition à des époques fixes est tellement nécessaire à la santé des femmes que, pour peu qu'elle soit diminuée, suspendue, ou arrêtée, il est impossible de calculer tous les inconvénients qui peuvent en résulter pour elles; on peut cependant assurer, sans crainte de se tromper, qu'elles sont le plus souvent et presque toujours plus incommodées par leur défaut et leur suppression, que par leur trop grande abondance; et toutes les femmes, quel que soit leur tempérament sont toujours soumises à l'un comme à l'autre des inconvénients dont nous venons de parler... Outre les pâles couleurs, dont nous avons déjà parlé un peu plus haut, chez les filles mal réglées, on observe encore la bouffissure de la face, et dans tout leur individu un état de flaccidité et de mollesse insurmontable, elles ont la respiration difficile, et singulièrement gênée, elles éprouvent continuellement des maux de tête et des douleurs gravatives dans les reins, les cuisses, les jambes et à la plante des pieds. Leur appétit toujours dépravé les fait recourir à des substances alimentaires toutes plus bizarres les unes que les autres; leur urine est continuellement trouble ou épaisse, rouge ou noirâtre; elles ont de la fièvre, quelque fois avec frissons, un dégoût continuel, très-souvent encore accompagné de vomissements.

C'est avec réserve et prudence qu'on doit toujours agir pour les provoquer chez elles ou par un retard imprévu ou momentané il survient quelque dérangement dans la santé, dissimulées sur la cause, elles ont peine à se persuader du résultat. Mais pour peu qu'on y fasse attention il sera toujours facile d'établir son prognostique; chez les femmes sanguines que des chagrins, le froid long-temps continué, un exercice violent, un grand mouvement produit par la frayeur ou toute autre cause imprévue aurait pu produire une suppression, la saignée du bras ou les sangsues conviennent très bien en y joignant les lotions des pieds, des jambes, les bains de vapeurs; chez celles qui sont faibles, cacochymes, chez les lymphatiques il faut avoir recours à toutes les substances amères, aromatiques, aux boissons ferrugineuses associées à du vin vieux; très-souvent encore tous ces moyens sont inutiles; car comment remédier à toutes les affections morales, à des contrariétés dans les penchants, dans les affections de l'ame, à une tristesse fortement prononcée? que les motifs en soient raisonnables ou non, toute la pharmacie n'y pourrait rien; il est donc ici nécessaire de bien juger avant que de rien ordonner. Les femmes chez qui les règles viennent à cesser avec l'âge, éprouvent avant leur suppression bien prononcée des alternatives qui les en avertissent, des sueurs abondantes, la diarrhée plus ou moins fréquente, quelquefois une autre hémorrhagie; et lorsqu'elles ont vécu tranquilles, lorsqu'elles n'ont en rien perverti l'ordre établi par la nature, elles n'éprouvent que de très-légères incommodités qu'elles surmontent très-facilement.

## *La saignée.*

Sans vouloir ici donner un traité sur la méthode de pratiquer cette opération, nous dirons seulement qu'elle est presque toujours considérée d'une manière si légère, que c'est même souvent le pourquoi on ne la confie qu'à des mains mal habiles ou inexpérimentées, quand bien même encore elle ne serait pas faite par des femmes qui n'y connaissent rien, mais qui ne laissent pas que de faire de larges ouvertures aux bras qu'on leur confie. Nous chercherons encore à détruire le préjugé qui existe contre celle que l'on peut aussi pratiquer aux veines du pied : on croit généralement que c'est un moyen sûr, prompt, et facile pour empêcher, retarder une grossesse et procurer l'avortement; dans cette croyance il est bien, il est même louable de s'y refuser, mais l'expérience démontre qu'il en arrive tout le contraire; car chez toutes les femmes celles qui sont pléthoriques principalement c'est le véritable moyen d'amener la déplétion et rétablir l'équilibre nécessaire, elle ne saurait donc être que très-utile en pareille circonstance; quoi qu'il en soit, on ne doit jamais faire une saignée que deux heures auparavant ou après avoir mangé, sauf à donner tout de suite après un bouillon ou quelque autre substance alimentaire; faire en sorte d'observer le repos, la tranquillité. C'est ordinairement depuis le qnatrième jusqu'au cinquième mois qu'on tire du sang aux femmes grosses : lorsqu'on le fait il est bon d'éviter de pratiquer la saignée par une large ouverture; car, quoique ce soit ordinairement parce qu'elles éprouvent des saignements de nez, des maux de tête, des vertiges, des douleurs dans les lombes, des lassitudes dans les jambes, il vaut toujours beaucoup mieux y revenir, que de chercher à les en débarrasser par une seule opération : tout ceci dependra donc des circonstances, car l'expérience prouve qu'il est des femmes qu'il faut saigner plus ou moins souvent, tandis qu'il en est d'autres chez lesquelles il serait dangereux de le faire une seule fois.

*Les sangsues.*

Leur moyen n'est pas à dédaigner pour faire une saignée locale, connue depuis bien long-temps puisque les Romains s'en servaient ; on ne les prodigne que trop à présent : on croirait volontiers d'après les novateurs actuels, qu'on ne peut plus traiter aucune maladie sans y avoir recours par des quantités excessives ; quoi qu'il en soit, une fois qu'on est résolu à les employer, il faut les préparer en les faisant jeûner d'avance et les poser directement dans la place où l'on veut opérer le dégorgement instantané, frictionner un peu la place pour y amener la rougeur, la mouiller avec un peu de lait, y pratiquer une légère piqûre, les laisser bien se gorger et s'emplir, ne jamais les arracher : lorsqu'elles sont pleines elles tombent d'elles-mêmes ; ou si l'on desire les hâter, avec un peu de poivre, de sel, ou de tabac, qu'on applique sur leur suçoir elles se détachent sur le champ. Pour entretenir et faire continuer l'écoulement, c'est par le moyen des serviettes trempées dans l'eau chaude, des cataplasmes émollients chauds; mais, lorsqu'il faut arrêter le sang, on applique un peu de cendre faite avec du linge qu'on recouvre après avec un morceau d'amadou, pour le maintenir ensuite par le moyen d'un bandage compressif.

*Le squirrhe*,

Toujours très-inquiétant parce qu'il peut avec la plus grande facilité conduire à l'état cancéreux; le squirrhe survient le plus ordinairement aux mamelles, quelquefois il ne se détermine que d'un côté et n'occupe qu'un seul des petits lobes qui composent la glande mammaire dans son entier; très-souvent aussi il s'étend sur leur agglomération totale et des deux côtés à la fois. Si avec de la rougeur et la moindre inflammation, il survient des élancements successifs avec chaleur pulsative, la résolution doit s'opérer plus ou moins promptement, et la suppuration conduit peu-à-peu à la cicatrisation parfaite. Mais si au com[illegible] [illegible]ent après un certain temps écoulé, de la dureté, de la résistance, si elle augmente peu-à-peu et qu'elle devienne de plus en plus gênante, quand même la douleur ne serait pas très-marquée, que le petit lobe de la glande soit mobile sous le doigt lorsqu'on y touche, ou qu'il soit stationnaire, sa consistance augmente, et devient dure homogène, depuis la fermeté des substances lardacées jusqu'aux cartilagineuses; on pourrait même la com-parer quelquefois à du blanc d'œuf [illegible]ment concrété sur le feu. Au commencement tous les résolutifs conviennent, tous les cataplasmes émollients, tous les topiques, tous les emplâtres, afin de terminer les symptômes inflammatoires pour amener la suppuration; mais, s'il n'y a pas de douleur, il faut s'en abstenir, parce qu'ils conduiraient rapidement à l'état contraire. Beaucoup de praticiens recommandent la saignée du bras, si le sujet est gras, pléthorique, un régime doux et léger, les privations absolues des liqueurs, du vin, du café, l'usage long-temps continué des bains, [illegible] l'application permanente [illegible] de lièvre ou de lapin, de légers purgatifs pris avec les précautions convenables, l'usage d'un exutoire par les moyens connus.

## *Les suppositoires.*

Avec de la graisse fondue, dans laquelle on rape un peu de savon ordinaire, on roule en longueur de petites pyramides, auxquelles on ajoute quelquefois du beurre de cacao, de l'aloës, du sel fin ou toute autre substance stimulante, pour les introduire par la pointe, dans l'anus des enfants chez lesquels on se propose de provoquer sur le champ des évcuations alvines. Souvent encore, on les fait avec du miel qu'on fait cuire sur un feu doux, jusqu'à ce qu'il ait acquis une consistance ferme; pour cela on prend une once de sel et une once de miel que l'on place sur un feu doux, dans un vase de fer, de cuivre étamé, ou de porcelaine; lorsqu'on le juge assez épaissi, on le verse sur un marbre gras, pour le partager ensuite en morceaux plus ou moins gros suivant l'usage auquel on les destine, et auxquels l'on donne comme nous l'avons dit, une forme pyramidale.

Les suppositoires sont très-avantageux dans les circonstances où l'on ne peut pas administrer de lavements ; quelquefois leur effet se fait un peu attendre, mais il n'est pas moins bon, surtout lorsque le malade éprouve des douleurs, ou bien est attaqué de quelques affections dans le pourtour de l'anus, qui empêchent l'introduction d'une seringue.

### *La Toux.*

Considérée comme l'effet d'une irritation portée sur les organes de la respiration, la toux peut avoir le plus ordinairement trois genres de causes qui la déterminent. La première renferme tout ce qui peut déveloper de l'extérieur à l'intérieur un mode de sensibilité particulière dans la trachée, le larinx et les poumons, comme les vapeurs acides ou alkalines, différents gaz : car tous les hommes qui les fabriquent ou qui les respirent trop long-temps sont attaqués de maladies particulières. Ceux qui aspirent des matières solides réduites en poussière fine, comme les amidonniers, les perruquiers, les garçons de moulins à farine et à tan, ceux qui travaillent le plâtre, la plume, le grès (chez ceux-ci à Fontainebleau et dans les environs de Paris on appelle la maladie qui les attaque le mal de Saint-Roch), toutes les variations subites de l'atmosphère, c'est de là même que vient la cause première de ces rhumes si nombreux et si tenaces au printemps et en automne.

Les secondes causes de la toux sont intérieures, toutes les maladies des tissus particuliers qui les composent comme la pleurésie, la péripneumosie, la phtysie, les crachements de sang; toutes ces expectorations interminables que rendent les indiv ids fatigués de la poitrine, occasionnent de la toux. Les différentes maladies du foie, celles du diaphragme, et de toutes les autres parties contenues dans l'abdomen déterminent aussi la toux.. Les maladies de l'estomac, les vers dans l'intestin, la dentition chez les enfants: voilà même pourquoi on dit que la toux est sèche, humide, lymphatique, vermineuse, qu'elle provient de l'estomac, du foie de la matrice chez les femmes grosses.

C'est pourquoi aussi la toux est différente : on dit qu'elle est *sèche* quand le malade ne crache rien ; *humide* lorsqu'elle est suivie de crachats plus ou moins épais... elle est *grasse*, *facile*, lorsqu'on peut expectorer sans peine... on dit encore, que la toux est *grave*, *aigue*, *sifflante*, *sonore*, *habituelle*, *continue*, *périodique*, *petite*, *rare*, etc., etc.

La toux commence presque toujours par une inspiration plus grande que celles qu'on à l'habitude de faire; ordinairement les poumons se remplissent, et l'air se trouve chassé avec force et par secousses alternatives; plus les contractions du diaphragme et des parois de l'abdomen sont rapprochées dans ce cas, plus les secousses de la toux sont fortes et violentes ; quelquefois la volonté peut la suspendre, la modérer, mais elle est toujours subordonnée à l'état d'irritation qui peut l'avoir occasionnée.

Quoi qu'il en soit, les effets de la toux sont plus ou moins marqués par les mouvements qu'ils déterminent sur les viscères ; c'est pourquoi on remarque souvent que les déjections sont involontaires pendant une crise de toux convulsive, que les femmes grosses et les enfants rendent en toussant les aliments contenus dans l'estomac, le sang se porte avec violence du côté de la tête, autour du col, les yeux se gonflent, laissent couler les larmes, le sang part du nez et continue plus ou moins long-temps. Enfin si la toux est des plus violentes, répétée, que l'individu soit délicat, il devient rouge par tout le corps, la sueur est des plus considérables, il survient lassitude et douleurs dans les articulations.

Ainsi la toux doit être traitée suivant la cause qui l'a déterminée et qui sert à l'entretenir; on voit bien en pareil cas qu'il ne peut y avoir de remèdes particuliers pour la guérir, cependant comme il est essentiel de la modérer en toute circonstance, comme on peut même la suspendre et l'arrêter presque à volonté, nous conseillons après notre expérience et celle des maîtres de l'art, l'usage de *l'infusion aqueuse d'opium*, dont nous avons donné la formule d'après ce qu'ils ont publié et qui se trouve page 48. Ce moyen ajouté au régime et à tout ce qui peut être convenable à la maladie principal, est infaillible pour empêcher les progrès et les résultats des affections de poitrine.

« C'est par un concours de soins assidus,
« et l'usage de l'infusum aqueux d'opium
« combiné avec différents remèdes suivant
« les circonstances, que depuis trente ans
« nous avons conservé un grand nombre
« de personnes menacées de phtysies pulmo-
« naires, et qu'une toux accidentelle y con-
« duisait.. Théophile de Meza avait éprouvé
« sur lui-même les avantages de ce moyen,
« et il n'a pas hésité de dire que l'opium
« était le prophylactique de la phtysie; sou-
« vent même nous avons vu des personnes,
« saines d'ailleurs et bien constituées, périr
« de phtysie parce qu'on avait négligé le
« commencement de la toux, et qu'en se
« bornant à de petits moyens inefficaces,
« on avait laissé subsister la toux de manière
« à amener des stases, des engorgements
« dans les vaisseaux capillaires des poumons,
« l'hémoptysie et l'ulcération.

C'est encore d'après ces mêmes considérations que, parmi le grand nombre d'individus de tout âge et de tout sexe, à qui nous avons pu avoir l'occasion de conseiller cette même préparation d'opium, qu'un de nos amis, monsieur Bernard Courtois, est parvenu à l'aide de ses grandes connaissances en chimie, à se rendre tellement maître de tous les produits qu'on peut en extraire, qu'il ne craint pas d'en user avec une confiance faite pour être inspirée à tous ceux qui le considèreraient encore comme un moyen d'autant plus nuisible, qu'après l'avoir pris on ne pourrait plus en retrouver les traces, et encore moins en reconnaître l'existence.

Il serait bien à desirer, et cela pour l'intérêt de la science, autant que pour la sûreté générale que monsieur Courtois se décidât à publier les résultats importants du grand travail qu'il a fait sur l'opium, en le soumettant à une analyse d'autant plus longue et minutieuse, que tous les produits qu'il en obtenait ont été souvent très-éloignés de le satisfaire.

Depuis qu'il s'en occupe, nous avons conjointement réuni tous nos efforts pour obtenir par l'application que nous en avons faite dans les cas si nombreux et si variés de maladies différentes où il convient, que nous serions à même d'assurer sans crainte, comme sans erreur, quel pourrait être son effet sur les hommes et sur les animaux d'après la quantité et la nature seule de ses combinaisons.

En attendant que des circonstances favorables nous puissent permettre de publier l'exposé clair et précis des moyens d'analyse qui l'ont amené à la connaisance exacte de l'opium, ainsi que celui des excellents effets que nous en avons obtenus dans une infinité de cas graves; nous nous contenterons d'assurer, avec l'amour de la vérité le plus sincère, que non seulement nous sommes parvenus, en le mettant en usage, d'arrêter les progrès de beaucoup d'affections morbides, mais que nous avons modéré, et fait cesser entièrement les tourments atroces occasionnés par les ulcérations profondes des organes contenus dans le thorax et l'abdomen; nous sommes même parvenus à procurer à ceux qui en avaient besoin, un état de bien être tel, que non seulement ils le desiraient avec ardeur, mais encore qu'ils ne pouvaient même plus s'en passer, puisque notre solution d'opium était devenue pour eux un stimulant de première nécessité.

## *Les tranchées.*

Lorsqu'après un accouchement, la femme éprouve encore des douleurs par suite des contractions de la matrice qui tend continuellement de revenir à sa première manière d'être, on les désigne sous le nom de *tranchées*. On doit cependant les considérer dans ce cas comme une suite nécessaire du travail qui vient d'avoir lieu : car après l'expulsion de l'enfant les contractions persistent toujours plus ou moins long-temps, ce n'est même que leur augmentation plus ou moins fréquente qui détermine la douleur *tranchée*. Mais petit-à-petit la matrice diminue de volume, elle devient dure, épaisse : tout se resserre, le sang coule peu-à-peu, il en sort bien moins grande quantité; ces tranchées persistent depuis vingt-quatre heures jusqu'à trois jours; elles ont habitude de cesser à l'invasion de la fièvre de lait; si toute fois elles dépendaient d'un caillot qui fût retenu par les contractions du col de la matrice, ce serait à l'accoucheur ou à la sage-femme de chercher les moyens de le faire sortir par les procédés, comme on peut encore avoir recours aux fomentations chaudes par le moyen des serviettes pliées en plusieurs doubles, ou trempées dans une décoction émolliente; mais il faut n'avoir pas à craindre la perte: on a vu très-souvent recourir à la saignée... quoique dans ce cas une simple potion calmante, lorsque la femme est irritable et nerveuse; et mieux encore une compression doucement ménagée des parois et des muscles de l'abdomen, par le moyen d'une serviette molle et largement appliquée, ont presque toujours produit d'excellent résultats en modérant et en faisant cesser les tranchées.

Tous ceux qui s'occupent d'accouchements s'accordent à dire que les tranchées sont rares après la première fois qu'une femme met un enfant au monde, cependant s'il y a quelque inflammation à la matrice, dans le bas ventre, s'il reste la moindre portion du placenta, ou de ses membranes, si l'écoulement du sang qui doit encore avoir lieu est arrêté ou supprimé par une cause quelconque, si la femme est sujette à des flatuosités, à des vents, ce sont autant de causes qui doivent faire varier sur les moyens que nous venons d'indiquer pour y apporter remède.

### *Les tumeurs.*

Toutes les fois que dans une partie du corps on aperçoit une enflure quelle qu'elle soit, on la désigne ordinairement sous le nom de *tumeur*. Les unes sont *inflammatoires*, on y remédie par tous les moyens émollients et capables d'amener leur supuration; les autres sont *squirreuses*, il faut les respecter et empêcher leur dégénérescence, surtout si elles paraissent vouloir devenir cancéreuses; beaucoup sont *scrofuleuses;* avec l'âge, les soins et le régime elles subsistent plus ou moins long-temps; enfin il y en a de *vénériennes* ou syphilitiques, elles doivent être traitées convenablement suivant la nature et les symptômes de la maladie et des parties qu'elles affectent. Voir les articles qui traitent des maladies et auxquelles ces tumeurs ont quelque raport.

## *Les ulcères.*

Une plaie tend continuellement à la cicatrisation, tandis qu'un ulcère tend toujours à s'aggrandir, ce qui est absolument le contraire; on les distingue le plus habituellement sous les noms d'ulcères *benins*, de *mauvais caractère*, de *cancereux*, *scrofuleux*, *scorbutiques*, *putrides*; enfin il y en a encore de désignés sous le nom de *vénériens*.

Sans entrer encore dans les détails sur les signes auxquels on doit les reconnaître, nous dirons seulement que dans les pansements d'un ulcère quelconque, il faut apporter les plus grands soins à ne pas les propager, ou bien encore étendre leur circonférence et leur profondeur, par des applications topiques qui ne serviraient qu'à les augmenter, qu'à en changer la nature, qu'il faut toujours chercher à les ramener à l'état de plaies pour les faire cicatriser; que, pour en venir à bout, ce n'est jamais qu'à des moyens simples, faciles à exécuter qu'il est nécessaire d'avoir recours; leur pansement doit être prompt afin de ne pas les laisser exposés le moins qu'il est possible au conctact de l'air, qui ne sert qu'à y entretenir l'irritation, et parconséquent ne peut que les aggraver; la plus grande porpreté est d'une indispensable nécessité dans les pansements, les linges blancs, la charpie douce, fine, plus ou moins épaisse, qu'on la recouvre ou non de substances capables de les faire supurer, et de détruire l'odeur qu'ils ont habitude d'exhaler, c'est encore à tous les articles que nous avons déjà donnés pour chacun d'entreux, que nous renvoyons afin de ne faire que ce qui convient pour chacun d'eux.

*Les vomissements*,

Contractions spasmodiques de l'estomac, plus ou moins violentes, par lesquelles il tend à se débarasser des matières accumulées ou contenues dans son intérieur. La multiplicité des causes qui peuvent les occasionner établit la grande différence des moyens qu'il est nécessaire d'employer pour les aider, les faciliter, ou quelquefois même les empêcher; nous nous contenterons de renvoyer aux différents moyens que nous avons indiqués pour les cas où ils surviennent, le meilleur c'est l'administration plus ou moins abondante de l'eau tiède et légèrement miélée.

---

## CHAPITRE VII.

*Notions générales sur plusieurs objets utiles et nécessaires à toutes les personnes qui approchent et qui soignent les malades.*

### *L'alcool* ou *esprit de vin.*

MOT généralement adopté pour désigner un fluide léger, volatil, inflammable; d'une odeur vive, pénétrante, d'une saveur chaude, forte, miscible à l'eau, disolvant les résines, les huiles volatiles, la potasse caustique, que l'on obtient par la distillation des vins et autres liqueurs, qui ont subi la fermentation vineuse. Ainsi le suc de raisin, de la canne à sucre, du maïs (bled de Turquie), la sève de l'érable, le suc de coco, de la cerise, de la prune douce, des fraises, des pêches, des mûres blanches et de tous les fruits qui contiennent le muqueux sucré, donne facilement par la fermentation, une liqueur vineuse, propre à fournir de l'alcool; on en obtient aussi des poires, et même des fruits âpres et acerbes, lorsque par un certain dégré de maturation on est parvenu à y introduire le principe sucré.

Les graines céréales, farineuses, telles que l'orge, le froment, le riz, peuvent aussi, lorsque la germination y a développé le principe muqueux, passer à la fermentation vineuse, et fournir ensuite de l'alcool ou *esprit de vin ;* on en obtient même du lait des animaux, lorsque par différents procédés il a été amené à la fermentation vineuse.

Essentiellement le même par ses principes constitutifs, et ses propriétés générales, l'alcool ou *esprit de vin,* à moins qu'il ne soit bien rectifié, présente quelques différences dans sa force, son odeur, sa saveur, suivant qu'il a été extrait de telle ou telle substance; aussi distingue-t-on différentes espèces d'alcool, ou *esprit de vin*, auxquels on a donné des noms particuliers : ainsi on nomme *Kirchen-wasser*, *eau-de-cerises*, celui qu'on retire des cerises fermentées; *rhum*, celui qu'on obtient de la fermentation de la canne à sucre; *taffia*, celui qui vient du sucre non crystallisé; *rack*, celui qu'on retire de la fermentation du riz; *schnick*, *eau-de-vie de grains*, celui qu'on retire de sa fermentation. On réserve plus particulièrement le nom *d'alcool* ou *esprit de vin* à celui qu'on obtient par la distillation du vin.

C'est ce dernier qu'il faut, et que l'on doit employer de préférence dans tous les cas où l'on veut préparer des *teintures*, des *élixirs*, des *eaux spiritueuses*; aussi on le distingue sous les noms *d'eau-de-vie, simple, faible*, ou *d'esprit de vin*, *d'alcool*, *d'esprit de vin rectifié*, *très-rectifié*. Comme c'est le véritable dissolvant des résines, des huiles volatiles, et de plusieurs autres substances, il fournit un grand nombre de préparations pharmaceutiques, soit en laissant infuser plus ou moins long-temps les substances qu'on y ajoute, soit en les distillant avec; enfin on les combine aussi avec les acides.

Toutes les *teintures spiritueuses, les élixirs, les quintescences, les baumes, les esprits*, s'obtiennent par l'infusion dans l'alcool d'une ou plusieurs substances. Le plus souvent on se contente d'y mettre pendant cinq à six jours à la température de l'atmosphère la substance qu'on veut y incorporer, d'autres fois on la place au soleil, sur du sable chaud; quel que soit le moyen dont on se serve, il faut concasser les substances soumises à l'infusion, les réduire en morceaux, bien boucher le vase avec un parchemin ou une vessie percée de quelques petits trous, agiter de temps en temps pour favoriser la dissolution, ensuite tirer à clair ou filtrer, et conserver dans des vases bien bouchés.

Toutes ces infusions diffèrent beaucoup par la saveur, la couleur, l'odeur, les propriétés; elles sont tantôt simples, d'autres fois composés; les unes contiennent des résines, des huiles; ce qui établit autant de différences dans l'emploi qu'on doit en faire dans les maladies où ils peuvent être plus ou moins utiles ou nuisibles.

*La belladone* ou *belladonna.*

Quoique employée dans plusieurs préparations pharmaceutiques, quoique usitée dans plusieurs cas de maladies particulière, nous avons souvent rencontré des enfants qui, sur les apparences trompeuses de ses baies noires, avaient mangé de la belladone, et qui tous ont éprouvé des accidents plus ou moins graves. Ordinairement ils avaient les prunelles extrêmement dilatées, ils étaient suivant leur force et leur âge, et peut-être aussi suivant la quantité qu'ils en avaient avalé, dans un délire plus ou moins marqué; le pouls est toujours précipité et l'agitation tellement continue qu'ils ne pouvaient un seul moment rester en place: heureux lorsque nous arrivions assez tôt pour la leur faire rendre par un vomitif administré de suite; mais lorsqu'il y avait un peu de temps, nous avions recours aux évacuants, soit encore par un mélange de tartre stibié avec le sel de glauber, soit avec le sirop de pêchers et l'huile douce de recin, soit enfin à du vinaigre plus ou moins concentré suivant la nature des accidents, soit en l'employant pur, soit en l'ajoutant au sucre, soit enfin avec les sirops acidulés, le vin pur et tout ce qui est capable de stimuler et de s'opposer aux accidents produits par cette espèce de plante vénéneuse.

*Le beurre.*

Lorsqu'on fait par une agitation continuée subir au lait de vache l'opération nécessaire pour avoir le beurre, il s'en sépare une matière grasse, onctueuse, douce au toucher, que les personnes qui y sont habituées, recherchent avec plaisir pour manger; mais nous devons prévenir que cette espèce d'aliments ne convient nullement dans la convalescence, que les personnes sujettes aux flatuosités doivent s'en abstenir, qu'il est bon pour assaisonner, au lieu de graisse, les panades, soupes, fécules, riz, vermicel, ou autres préparations déstinées à la nourriture des enfants. Comme presque partout il supplée à la graisse, comme on l'emploie pour le pansement, des vésicatoires, on doit le prendre frais et non salé; on le fait fondre sur un feu très-doux, et avec un peu de cire blanche ou jaune, pour en imprégner ensuite des morceaux de toile fine; et comme ceux qui en ont besoin les préparent ordinairement pendant le mois de mai, ils nomment cet espèce de cérat, de la *toile de mai*; il est très-indifférent de le préparer dans quelque temps que ce soit. Tout les beurres rances s'emploient de préférence lorsqu'on veut préparer des emplâtres ou des onguents.

## *Des cérats.*

On les appelle ainsi parce qu'ils sont composés de cire et d'huile, dans lesquelles on mélange, soit à froid soit à chaud, des substances en liqueurs, ou en poudre. Tout le monde connaît la manière de faire fondre sur une chandelle, de la cire et un peu d'huile, qu'on laisse ensuite refroidir; voilà du cérat, qui devient un peu plus compliqué en s'y prenant de la manière suivante.

Faire fondre sur un feu très-doux cire

blanche une once, dans quatre onces d'huile d'olives, après avoir chauffé un mortier ou tout autre vase, on ajoute de l'eau de rose trois onces, aussi chauffé d'avance et on remue avec un morceau de bois jusqu'à ce que le mélange soit refroidi, et bien fait pour être mis et conservé dans un endroit frais; c'est ce qu'on nomme cérat de *Galien*.

D'une autre manière encore, en faisant fondre aussi sur un feu doux, cire jaune ordinaire deux onces et demie; huile d'amandes douces, quatre onces, qu'on peut aromatiser lorsque l'huile et la cire sont encore sur le feu.

Pour le cérat de *Goulard*, on prend une once de cire blanche, quatre onces d'huile d'olives, extrait de saturne, quatre gros.

Celui avec le blanc de plomb, cire blanche: une once; huile d'olive, quatre onces; blanc de plomb une once; mais il faut avoir soin de verser lorsque le tout est fondu dans un vase chaud, et bien remuer; ajouter ensuite le blanc de plomb, et un gros ou un demi-gros de camphre en poudre.

Pour faire le cérat avec le blanc de baleine, un des meilleurs, des plus doux et qui se conserve le mieux... Faire fondre aussi sur un feu très-doux, cire blanche et blanc de baleine de chaque deux gros, huile d'amandes douces une once, laisser ensuite refroidir; quelquefois dans ce moment, on y ajoute un peu d'eau et un gros d'alun en poudre très-fine.

Il sera bon dans tous les cas de n'en jamais faire une plus grande quantité que celle que nous venons d'indiquer, parce qu'ils deviennent très-facilement rances surtout pendant l'été, et qu'alors ils acquièrent des propriétées nouvelles qui seraient souvent nuisibles.

On peut encore en ajoutant quinze à dix huit grains d'émétique, (tartrite de potasse antimoiné) à deux ou trois gros de cérat fait avec l'huile d'amandes douces auquel on n'a point ajouté d'eau, faire un mélange dans lequel on peut encore joindre un gros de camphre pulverisé.

Pour employer en frictions plus ou moins rapprochées; ce cérat détermine une chaleur sur la peau, accompagnée de rubéfaction, d'une irritation plus ou moins vive et devenir un moyen révulsif, souvent très-utile dans plusieurs cas.

On prépare encore un cérat savoneux de la manière suivante : faire liquéfier sur un feu très-doux, cire jaune et blanc de baleine de chaque un gros et demi, huile d'olives quatre onces; lorsqu'après avoir retiré du feu et que ces substances sont prêtes à refroidir, on y ajoute peu-à-peu et en remuant, deux gros de lessive des savoniers (dissolution de potasse); ce cérat que l'on connaît à l'hospice de la maternité sous le nom de pommade pour le toucher, y est employé spécialement pour enduire les mains de la sage femme afin d'en rendre l'introduction plus douce et plus facile dans les manœuvres forcées, prévenir en même-temps l'impression du virus; on peut aussi l'employer en frictions et souvent encore on y ajoute du camphre.

On prépare aussi le cérat ou *onguent populeum* de la manière suivante. Prendre bourgeons de peuplier desséchés quatre gros, feuilles fraîches de pavots, de belladone, de jusquiame, de solanum, de chaque une once; cire jaune quatre onces, huile d'olives douze onces. On met sur un bain marie fondre ensemble l'huile d'olives et la cire, on y ajoute les bourgeons de peuplier recueillis au printemps et écrasés, on laisse infuser pendant vingt-quatre heures. On pile dans un mortier les plantes fraîches indiquées, on jette leur suc, on met leur marc dans le cérat et on prolonge l'infusion encore pendant vingt quatre heures; on passe en exprimant fortement et on laisse réfroidir, pour conserver ensuite pour l'usage.

Pour obtenir le cérat opiacé, faire liquifier sur un feu très-doux huile d'olives six gros, cire jaune quatre gros; lorsque le mélange commence à réfroidir on y ajoute en remuant continuellement opium du commerce en poudre fine demi-gros. Pour s'en servir comme calmant.

### *Les biscuits purgatifs.*

On mélange avec trois jaunes d'œufs frais et deux gros d'eau de fleur d'oranger, de la belle farine de froment et du sucre, de chaque quatre onces; après les avoir battu comme il faut avec une spatule de bois, on y incorpore un gros de résine de jalap broyée avec six ou huit amandes douces en poudre fine. On partage le tout en huit parties égales qu'on met dans de petits moules de fer blanc pour les faire cuire au four.

Si dans une once de chocolat broyé et mis en pâte on veut incorporer dix à douze grains de résine de jalap en poudre fine, on peut le rendre très-purgatif; ce moyen dont on abuse quelquefois peut cependant être très-utile pour les enfants.

Nous ne devons cependant pas oublier de dire qu'il n'y a rien de dangereux et rien de plus indigeste à donner à un malade convalescent qu'un biscuit ordinaire gros ou petit, quel qu'il soit; malgré qu'on les considère comme *très-légers*, il n'en est pas moins vrai que nous avons été si souvent témoins des accidents qu'ils ont déterminés même chez les personnes en bonne santé, que nous ne pouvons que les défendre et les signaler en même temps comme très-dangereux sous tous les rapports.

*Les champignons.*

Sans rechercher de quelle espèce pouvaient être les champignons qu'un individu aura mangé, voici les accidents que doivent éprouver ceux qui en auraient avalé de vénéneux; ils ressentent plus ou moins promptement tous les accidents qui caractérisent un poison âcre, stupéfiant, savoir : des nausées, des envies de vomir, des efforts sans vomissements avec défaillance, anxiété, sentiment de suffocation, d'oppression, souvent ardeur avec soif, constriction à la gorge, toujours avec douleur à la région de l'estomac, quelquefois des vomissements violents et fréquents, des selles abondantes, noirâtres, sanguinolantes, accompagnées de coliques, de ténesme, de gonflement et tension douloureuse du ventre, d'autres fois au contraire, il y a rétention de toutes évacuations, rétraction et enfoncement de l'ombilic.

A ces premiers symptômes se joignent bientôt des vertiges, la pesanteur de tête la stupeur, le délire, l'assoupissement, la léthargie, des crampes douloureuses, des convulsions aux membres et à la face, le froid des extrémités et la faiblesse du pouls, et en deux ou trois jours la mort vient ordinairement terminer cette scène de douleur.

La marche, le développement des accidents, présentent quelque différence suivant la nature des champignons, la quantité qu'on en a mangé, la constitution de l'individu; quelquefois les accidents se déclarent peu de temps après qu'on les a avalés; le plus ordinairement ils ne surviennent qu'après dix et quelquefois douze heures.

Le premier objet dans tous les cas, doit être de procurer la sortie des champignons vénéneux, ainsi on doit employer un vomitif. (Les pilules dont nous avons donné la formule page 75.) On peut encore prendre l'émétique ordinaire à la dose de trois grains, et jusqu'à six étendus dans une pinte d'eau chaude, dans laquelle on fera encore dissoudre trois gros de sel de glaubert, pour faire prendre par verrées plus ou moins rapprochées suivant que les évacuations arriveraient.

Dans les premiers instants, le vomissement suffit quelquefois pour entraîner tous les champignons et faire cesser les accidents; mais, si les secours convenables ont été différés, si les accidents ne sont survenus que plusieurs heures après le repas, on doit présumer qu'une partie des champignons vénéneux a passé dans l'intestin; alors il est nécessaire d'avoir recours aux purgatifs, aux lavements avec la casse, le séné et le sel commun, à la potion préparée avec l'huile de ricin et le sirop de pêcher, de chaque une once ou deux, l'eau de cannelle spiritueuse un ou deux gros, que nous avons indiqué plusieurs fois; on l'administre par cuillerées à bouche, à un quart d'heure ou demi-heure d'intervalle, et de suite après chaque dose on fait prendre une tasse de bouillon gras ordinaire.

Après les évacuations qui sont d'une nécessité indispensable, il faut pour remédier aux douleurs, à l'irritation produite par le poison, avoir recours aux mucilagineux, les adoucissants que l'on associe aux fortifiants; ainsi on prescrira aux malades, de l'eau de riz gommée, une légère infusion de fleurs de sureau coupée avec le lait, à laquelle on ajoutera de l'eau de fleur d'oranger, de l'eau de menthe simple et un sirop. On emploiera aussi avec avantage les émulsions, les potions huileuses aromatisées avec l'éther. Dans quelques cas, on est obligé d'avoir recours aux toniques, aux potions camphrées; et lorsqu'il y aura tension au bas ventre, il faudra y appliquer des fomentations émollientes; quelquefois avoir recours aux bains, aux saignées; mais l'usage de ces moyens ne peut être bien déterminé que par un médecin qui les modifie suivant les circonstances particulières, car l'efficacité du traitement consiste essentiellement, non pas dans les spécifiques, dont on abuse si souvent la crédulité, mais dans l'application faite à propos, de remèdes simples et généralement bien connus.

(*Extrait de l'instruction donnée sur les champignons, par le conseil de salubrité publique.*)

*Les conserves.*

On appelle ordinairement *conserves* des préparations faites avec des plantes ou d'autres substances, et une certinae quantité de sucre; les plantes sont prises fraîches, ou bien encore on les humecte avec de l'eau et on y ajoute sept à huit fois leur poids de sucre, ainsi l'on obtient la conserve au chocolat en faisant fondre quatre onces de chocolat râpé, dans une petite quantité de sucre clarifié, en faisant ensuite cuire à la première plume une livre de sucre, dans laquelle on ajoute le chocolat; on remue ensuite pour délayer, et s'en servir encore tiède.

Celle de fleurs d'orangers, en prenant six gros de fleurs d'orangers fraîches; on les pile en y ajoutant peu-à-peu deux onces de sucre pulvérisé, on passe cette pâte à travers un tamis avec expression, on ajoute ensuite huit onces de sucre cuit à la première plume.

On prépare de la même manière les conserves de violette, de bourrache, de romarin, d'œillets, de roses fraîches.

Celle de roses déssèchées se fait en prenant trois onces de roses rouges séches et réduites en poudre fine; on verse dessus huit onces d'eau de roses; on laisse infuser pendant six heures; lorsque le tout est réduit en pâte, on y ajoute deux livres de sucre que l'on a fait fondre auparavant dans l'eau de roses, et l'on continue de faire cuire à consistance de tablettes auxquelles l'on donne la forme que l'on desire.

On prépare les conserves salines de *clématite*, de *tythimale*, *d'hellebore* uniquement destinées pour l'usage extérieur, et qu'on emploie en frictions, en cataplasmes dans les cas où il convient de déterminer une irritation plus ou moins vive à la peau, en prenant huit onces des feuilles fraîches d'une de ces plantes, en les pilant dans un mortier, en les passant à travers un tamis, et en y mélangeant ensuite trois onces de sel ordinaire désséché auparavant.

### *La décoction*

Est cette opération par laquelle on tient plus ou moins long-temps, une ou plusieurs substances médicamenteuses dans l'eau ou une autre liqueur portée au degré de l'ebullition; l'infusion diffère de la décoction non seulement par le degré de température qui, dans la première n'est jamais portée à l'ebullition du liquide, mais encore par la nature de son produit, sa couleur et ses propriétés: elle est diaphane et ne contient que les principes les plus solubles de la substance qu'on y a soumise, tandis que l'autre chargée d'une plus grande quantité de principes quelquefois différents, et plus colorée, se trouble souvent en se réfroidissant et laisse échapper les parties aromatiques; ainsi il n'est pas indifférent dans la confection d'une ptisanne d'employer plutôt l'infusion que la décoction, il faut se borner à la première pour les substances qui contiennent des principes fugaces, très-solubles, et qu'il importe de conserver; on a recours à l'autre pour les substances compactes qui contiennent des principes fixes; quelquefois on les emploie l'une après l'autre. Le plus ordinairement on ne se sert pour la décoction que d'eau simple; le vin, l'esprit-de-vin, les acides, les huiles se décomposeraient.

*Le dissolvant des pierres biliaires.*

Communément le remède de *monsieur Duraude*, mixture d'éther et d'huile volatile de thérébentine, employée comme le dissolvant des calculs biliaires : prendre huile volatile de thérébentine, éther sulfurique, de chaque une once; on met ces deux liqueurs dans un flacon que l'on bouche comme il faut, et on le conserve, pour s'en servir au besoin, dans un endroit frais et à l'abri de la lumière; pour que ce médicament jouisse de toute son éfficacité, il faut employer de l'huile volatile de thérébentine ainsi que de l'éther pur et bien rectifié. Quelquefois on associe l'éther au jaune d'œuf, à de l'huile d'œuf, d'autres fois on augmente ou l'on diminue la proportion de l'huile de thérébentine, on y associe du sirop de violettes, celui d'écorces d'oranges, et d'autres fois suivant toujours les circonstances, les sirops diacode ou de coquelicots.

### *L'eau de fleurs d'orangers.*

Cette eau en vieillissant, surtout si elle est dans un flacon de verre souvent exposé à la lumière du soleil, forme un dépôt jaunâtre qui tombe au fond et s'attache aux parois du vase; ce dépôt est une huile à moitié concrète; elle contracte aussi une saveur acide très-marquée qui pourrait être nuisible dans quelques cas, saveur qui est due à l'acide acéteux qui se forme avec le temps. Quelquefois l'eau de roses distillée est aussi sujette à cet inconvénient; lorsqu'on les a goûtées, ou lorsqu'on s'est assuré qu'elles sont dans l'état dont nous venons de parler, il faut s'abstenir de s'en servir pour les donner aux malades.

### *L'eau de roses.*

On met dans la cucurbite d'un alembic deux livres de fleurs de roses fraîches, mondées, séparées de leurs calices; avec huit livres d'eau de rivière; on procède aussitôt à la distillation au bain marie en se bornant à retirer quatre à cinq livres d'eau.

En laissant les calices avec les pétales de

la fleur, l'eau que l'on obtient est plus odorante, se conserve plus long-temps; mais en vieillissant elle devient acide et rougit les papiers bleus; on peut encore obtenir une eau de roses en distillant uniquement les calices avec de l'eau : ainsi obtenue cette eau qui a d'abord peu d'odeur en acquiert peu-à-peu à mesure qu'elle vieillit, il faut même la garder pendant au moins un an avant que de la mettre en usage.

*Les électuaires.*

Nom dont on se sert pour désigner des préparations molles, faites sur le champ, et qui ont une consistence pâteuse; on y mélange, on y incorpore des poudres avec du sirop ou du miel.

On a attribué de grandes propriétés à quelques-unes de ces préparations qu'on appellait aussi *des confections*, celles dans lesquelles entrait l'opium se désignaient sous le nom *d'opiates;* mais par la suite toutes ces dénominations ont été confondues, on a même donné le nom d'électuaire à des tablettes solides dans lesquelles on incorporait des poudres purgatives avec le sucre cuit.

Quoi qu'il en soit, leur plus grand nombre se compose par le simple mélange du sirop ou du miel quelque fois sans être cuit; il y en a de très-composés qui exigent une série d'opération. Quelques électuaires sont préparés en grand et pour durer plusieurs années, parce qu'avec le temps et le mouvement qui s'opère dans leur intérieur, ils se perfectionnent, toutes les résines qui entrent dans leur composition se divisent et deviennent plus solubles comme dans la thériaque. Ils doivent tous être exactement mélangés, sans grumeaux, on doit les conserver dans des vases de fayence ou de porcelaine à une température égale et à l'abri de l'humidité, en les remuant de temps en temps avec une spatule de bois, et s'ils viennent à sécher on les remet dans un mortier pour y ajouter suffisante quantité de sirop, ou du vin d'Espagne.

*Les emplâtres.*

Expression employée pour désigner des compositions destinées pour l'usage externe sèches, solides, plus ou moins tenaces, susceptibles de s'amollir à une douce chaleur, de pouvoir être étendues en couches plus ou moins minces et d'adhérer à la peau. Les emplâtres sont en grand nombre et leur composition très variée; on peut cependant d'après les principes qui les constituent et d'après leurs préparations les rapporter à quatre classes.

La 1re. les emplâtres *métalliques*, ceux qui doivent leur consistance, leur propriété, à la combinaison d'un oxide métallique avec de l'huile, de la graisse, ce sont des espèces de savons métalliques.

La 2me. les emplâtres *résineux*, ceux qui doivent essentiellement leur consistance à des résines liquéfiées et fondues avec une huile.

La 3me. les emplâtres *céracés*, ceux qui doivent leur solidité à une plus ou moins grande quantité de cire.

La 4me. enfin les emplâtres *extracto-résineux*, ceux qui doivent leur solidité à des combinaisons, des mélanges plus ou moins composés de gommes résines, ou des substances extracto-résineuses.

Dans ces derniers temps on a voulu réserver ce nom d'emplâtres aux combinaisons des oxides métalliques avec une huile; ils voulaient qu'on appellât *onguents durs* tous les autres qui doivent leur consistance à la gomme ou à la résine. Mais quoique destinés pour l'usage extérieur, quoique analogues par leur composition, les onguents diffèrent essentiellement des emplâtres, par leurs dégrés de consistance, leur flexibilité; par les usages auxquels ils sont destinés.

Composés de substances peu solubles, les emplâtres se conservent bien long-temps; cependant à la longue ils s'altèrent, deviennent trop secs, trop cassants, quelques-uns jaunissent, noircissent, même très-promptement quand ils sont exposés à la lumière.

Parmi toutes les substances emplastiques dont nous pourrions donner la formule, nous choisirons l'emplâtre simple parce que par son moyen on peut en composer beaucoup d'autres.

*Emplâtre simple.*

Prendre litharge, huile d'olives, sain-doux, eau commune, de chaque une livre. Après avoir réduit la litharge en poudre très-fine, on met toutes ces substances dans une bassine évasée, placée sur un fourneau pour produire une ébullition modérée; et on agite la matière avec une spatule de bois jusqu'à ce que la combinaison soit parfaite, et qu'elle ait pris la consistance convenable. Alors on retire la bassine du feu, et lorsque la masse est presque réfroidie on la pétrit avec les mains, et on en fait des bâtons (magdaléons); on peut supprimer la graisse, et préparer uniquement cet emplâtre avec deux livres d'huile et une livre de litharge.

Cet emplâtre sert de base à un grand nombre d'autres; ainsi en y ajoutant les gommes annonium et galbanum, et un peu de cire, on fait l'emplâtre diachilon gommé; en y incorporant du mercure éteint avec la thérébentine, on en forme un emplâtre mercuriel; en y faisant fondre une certaine quantité de poix blanche de Bourgogne, on en forme l'emplâtre adhésif; en y incorporant des résines, des huiles volatiles, balsamiques, on en forme l'emplâtre aromatique; en y incorporant du savon rapé, on en forme l'emplâtre savoneux; si on y ajoute des cantharides en poudre, on en forme l'emplâtre vésicatoire.

### *Les Émulsions.*

Expression employée pour désigner des boissons qui se préparentde suite, et qui sont essentiellement composées d'une huile ou résine qui reste délayée, suspendue par l'intermède d'une gomme, d'un mucilage, du jaune d'œuf, ou toute autre analogue; ainsi pour faire l'émulsion ordinaire, ou le lait d'amandes, on prend une once d'amandes douces, deux gros d'amandes amères; une once de sirop simple, et dix onces d'eau. Après avoir mondé les amandes de leur envelope, on les essuie, on les pile dans un mortier de marbre avec une petite quantité de l'eau prescrite, jusqu'à ce qu'elles soient réduites en pâte égale et très-fine; alors on y ajoute en triturant le reste de l'eau, on passe ensuite à travers une étoffe de laine, et on y ajoute le sirop; souvent au lieu d'eau simple, on prépare l'émulsion avec une eau distillée, ou l'infusion de quelques plantes : souvent aussi on y ajoute quelques gros d'une eau aromatique, telle que celle de fleurs d'orangers.

On nomme cette énulsion *camphrée* lorsqu'on y ajoute sept à huit grains de camphre.

On l'appelle *nitrée*, lorsqu'on y fait fondre un peu de sel de nitre.

On prépare aussi des émulsions avec toutes les amandes huileuses, telles que les *pistaches* les graines de *concombre*, de *melon*, de *chanvre*, avec celles du *pavot blanc*.

### *Les extraits.*

Préparations qui le plus ordinairement sont d'une consistance molle, d'une couleur brunâtre plus ou moins complettement soluble dans l'eau, et que l'on obtient en évaporant jusqu'à la consistance requise, les sucs exprimés des végétaux, les infusions ou décoctions d'une substance animale ou végétale. Ainsi les extraits sont des composés qui contiennent dans un nouveau mode de combinaison, et dans un plus grand rapprochement toutes les parties des végétaux ou des animaux, qui sont fixes et solubles dans un liquide aqueux.

D'après ces considérations on a divisé les extraits en *muqueux* ou *gommeux*, *savoneux*, et *extraits résineux*. Quelques-uns même ont distingué des extraits *aqueux*, *spiritueux*, ou *résineux*; mais ces distinctions qui sont peu exactes, ne peuvent comprendre les divers extraits que l'on prépare, indiquer leur principes constitutifs, exprimer les divers procédés que l'on est obligés d'employer pour leur bonne préparation, et c'est confondre les objets les plus distincts, que de placer dans la classe des extraits, les résines que l'art obtient par l'action de l'alcool rectifié sur une substance végétale. Si dans la préparation de quelques extraits végétaux, on emploie un fluide alcoolique, ce n'est qu'un moyen nécessaire pour obtenir plus complettement la portion résineuse du végétal, l'allier, la combiner à la portion soluble dans l'eau et vraiment extractive.

Pour la préparation des extraits, on emploie l'expression, l'infusion, ou la décoction, divers modes de dépuration; quelquefois on choisit la plante sèche, d'autres fois on l'emploie fraîche; et ces procédés doivent varier suivant l'objet qu'on se propose; mais, quelle que soit la nature des extraits, la consistance qu'on leur donne, il faut sur la fin de l'opération que la chaleur employée pour l'évaporation soit inférieure à celle de l'eau bouillante. Lorsqu'on prépare un extrait avec le suc des plantes, leur décoction, ou leur infusion, on peut commencer l'opération dans un alambic et recueillir ainsi une portion de l'eau qui distille, que l'on peut d'abord garder pour s'en servir au besoin; mais lorsqu'on a retiré une certaine quantité de fluide, il faut arrêter la distillation; et, après les attentions nécessaires pour la dépuration, on continue l'évaporation à une chaleur très-douce, et en remuant continuellement la substance qui s'épaissit. Tous les liquides destinés à être convertis en extraits doivent aussi avoir été filtrés ou dépurés par décantation, quelquefois même on les clarifie avec le blanc d'œuf.

Tous les extraits exigent une grande surveillance pour les conserver avec toutes leurs propriétés, quelques-uns attirent l'humidité de l'air, fermentent, se moisissent, se décomposent; d'autres se dessèchent, leurs sels se séparent, se criystallisent: il est donc nécessaire de les visiter souvent, de les conserver dans des vases de fayence ou de porcelaine, à l'abri de la lumière du soleil et dans un endroit sec.

On a donné des noms particuliers à plusieurs extraits, ainsi on appelle *rob* l'extrait que l'on obtient en évaporant jusqu'à la consistance du miel, le suc d'un fruit qui n'a pas fermenté, celui du raisin se nomme *sapa*. Quelquefois on les dessèche complettement, on les nomme *extraits secs*.

*Extrait de têtes de pavots. Opium du pays.*

On prend deux livres de têtes de pavots dont on aura séparé les graines; après les avoir coupées on les casse en petits morceaux, on les contuse, on les met dans le bain marie d'un alembic, et on verse dessus quatre livres d'eau chauffée à soixante degrés; on bouche ce bain marie, et on laisse infuser pendant cinq à six heures à une très-douce chaleur; on passe ensuite avec expression; on verse dessus trois livres d'eau chaude que l'on laisse de même infuser pendant quelques heures; puis on passe à travers un linge fort et serré; on réunit les colatures que l'on fait évaporer jusqu'à la réduction d'environ deux livres; alors on laisse réfroidir et reposer la liqueur pour en séparer une matière féculente qui se précipite peu-à-peu; on verse ensuite la liqueur dans une capsule de porcelaine que l'on place sur un feu doux; et en continuant l'évaporation avec les précautions requises, on obtient cinq à six onces d'un extrait brunâtre, d'une consistance pilulaire, que l'on doit conserver dans un pot bien bouché.

### *Extrait de fumeterre.*

On prend de la fumeterre fraîche un peu avant la floraison; après l'avoir mondée et nétoyée, on la pile dans un mortier de marbre; on en exprime fortement le suc que l'on laisse dépurer pendant quelques heures de repos pour en séparer une matière féculente qui se précipite; on le décante ensuite, on le filtre, et on le fait évaporer à la chaleur du bain marie, en le remuant continuellement avec une spatule de bois jusqu'à ce qu'il ait acquis une consistance pilulaire, ou de miel épais. On prépare de la même manière les extraits de *cerfeuil*, de *ményanthe*, de *bourrache.*

Quelques-uns recommandent, lorsque par l'évaporation le suc a acquis la consistance visqueuse d'un sisop un peu cuit, d'y ajouter peu-à-peu et en remuant continuellement une quatrième partie de la plante que l'on a fait sécher et réduite en poudre très-fine. D'autres prescrivent d'employer pour la préparation de l'extrait, le suc de la plante sans être dépuré, ou mieux encore d'ajouter sur la fin de l'opération la portion féculente qui s'est d'abord séparée. Quelques-uns enfin ont conseillé de procéder à l'évaporation du suc ou fluide qui contient la matière extractive dans un alembic, afin de pouvoir recueillir la portion aqueuse, ce qui fournit une eau distillée qui peut être employée avantageusement. Tous ces procédés méritent quelque attention; mais de quelque manière qu'on les prépare, on ne doit pas considérer les extraits comme les infusions ou décoctions qui contiennent sous un petit volume et dans un grand raprochement, les matériaux solubles dans l'eau et tels qu'ils existaient auparavant dans la plante dont on les a extraits; quelque ménagée que soit l'évaporation, la chaleur, le contact de l'air, y produisent toujours quelques modifications; et les substances que contient le suc exprimé de la plante, en se rapprochant par l'évaporation, forment toujours de nouvelles combinaisons. Ainsi plusieurs des extraits des plantes, quoique préparées uniquement par l'infusion et l'évaporation la plus lente, ne sont point entièrement solubles dans l'eau; dans quelques-uns, les sels natifs se séparent, se présentent dans un nouveau mode de combinaison qui a été favorisé par le rapprochement, la température, le contact de l'atmosphère.

### *Extrait de racines de persil.*

On prend une quantité quelconque de racines de persil fraîches, on les monde, on les coupe en tranches, on les met dans un vase d'infusion, on y verse de l'eau en assez grande quantité pour couvrir les racines, et on prolonge l'infusion pendant quelques heures; puis on coule avec expression; on verse sur les racines une nouvelle quantité d'eau bouillante, on fait infuser de nouveau, on passe et on réunit le tout, on fait évaporer jusqu'à consistance requise; on obtient ainsi un extrait d'une couleur jaunâtre, d'une saveur douce, un peu sucrée qui attire un peu l'humidité.

Cet extrait, ainsi que celui d'asperges, et d'autres analogues, peut non seulement être administré en bols, et servir d'excipient à des poudres, mais encore on l'emploie utilement à la dose de quelques gros, que l'on délaye dans une pinte d'eau, et que l'on édulcore avec du sucre, ou un sirop convenable; et on forme ainsi sur le champ, pour la boisson habituelle des malades, une sorte de tisane d'autant plus efficace dans quelques cas, que l'on n'a pas perdu par l'ébullition la quantité d'air atmosphérique qui lui est propre.

*La farine.*

La bonne farine doit être d'un blanc jaunâtre à l'œil, plus ou moins claire, sèche et pesante, elle s'attache aux doigts, et pressée dans la main elle se pelotonne très-facilement; toute celle qui sera différente, sera de plus ou moins bonne qualité; et lorsqu'on ne s'en rapporte pas au témoignage des yeux, il faut avoir recours au moyen suivant pour la reconnaître et la bien apprécier. On en prend quelques pincées que l'on met dans le creux de la main, après l'avoir comprimée avec le pouce que l'on traîne sur la masse, on peut déjà se faire une idée de son corps et de son moëlleux; si ensuite on la mouille et qu'elle fournisse une masse glutineuse bien liée, on doit juger quelle sera la quantité qu'elle pourra fournir en grand; c'est ordinairement de quatre à cinq onces de gluten sur une livre de son poids. Comme nourriture première des enfants nouveau-nés, la farine cuite sur le feu avec un mélange d'eau ou de lait, auquel on ajoute du sel ou du sucre et quelquefois des jaunes d'œufs ou du beurre, c'est en général une fort mauvaise nourriture, extrêmement difficile à digérer; c'est une véritable colle qui détermine presque toujours des indigestions chez les grandes personnes qui en mangent, et à plus forte raison chez les jeunes enfants. Ce n'est plus guères à présent la nourriture que des gens peu aisés; il est si facile d'y suppléer par des panades de toute espèce, que nous sommes étonnés de rencontrer encore tant d'accidents produits par la bouillie; il est donc urgent de s'en abstenir.

### *La fécule.*

Les fécules en général, et tous les gruaux d'orge, de blé, de riz, d'avoine, de maïs, et surtout la fécule de pomme de terre, peuvent être employées de toutes les manières, et sous des formes tellement différentes, qu'il serait absurde d'avoir recours à d'autres moyens dans la préparation des aliments des nouveau-nés et des convalescents; leur mode de préparation est si simple, si facile que nous ne nous étendrons pas sur celui qu'on doit préférer, il nous suffira de les recommander comme aliments de première nécessité à tous les estomacs faibles, et pour lesquels toute digestion pénible, difficile ou laborieuse serait encore à craindre après une maladie longue.

*Les groseilles.*

On peut dans beaucoup de maladies, avoir besoin de se procurer de suite un moyen pour aciduler agréablement l'eau qu'on veut donner à boire; pour cela, dans la saison de ce fruit, on l'exprime, et on en verse le jus dans des bouteilles bien propres et parfaitement bouchées, on les plonge ensuite dans un chaudron plein d'eau froide que l'on met ensuite sur le feu; après un quart d'heure d'ébullition on les retire, on les laisse refroidir, on les ferme le mieux qu'il est possible avec un parchemin ficelé, de cette manière, il peut se conserver pendant un an, et aussi frais que si on venait de faire la récolte du fruit; seulement lorsqu'on s'en sert, et qu'on ouvre une des bouteilles, il ne faut pas la laisser en vidange.

*Les huiles*

Sont des composés combustibles, inflammables, insolubles dans l'eau, susceptibles de se combiner avec les acides et les alkalis. On en distingue de deux ordres. 1°. *Les natives* parce qu'elles existent toutes formées dans les végetaux, ou les animaux. Celles des végétaux sont *fixes* ou *volatiles*, telles sont les huiles d'olives, d'amandes, de navette, etc. elles se figent très-facilement; il y en a de *siccatives*, c'est-à-dire qu'elles s'épaisissent et se figent difficilement, ce sont les huiles de *lin*, de *pavots*, de *noix*, de *chenevis*, enfin celles qui approchent de la cire, celles de *cacao*. Quant aux *volatiles*, elles ont une odeur forte, une saveur désagréable; mises sur le feu elles s'évaporent à la chaleur de l'eau bouillante, elles se dissolvent dans l'esprit de vin, très-peu dans l'eau, comme les huiles de *lavande*, de *thym*, celles de *thérébentine*.

Les animaux fournissent aussi des huiles, des graisses plus ou moins dures, les poissons, on regarde encore comme telle *le blanc de baleine.*

On retire encore par la combustion des végétaux ou des animaux *l'huile empyrématique;* par le moyen d'une cornue on les soumet au grand feu, et il en sort une huile épaise d'une odeur forte, d'une saveur âcre, d'une couleur brunâtre plus ou moins noire, elle est en partie soluble dans l'eau. Il en est quelques-unes de végétales telles que le *pétrole*, le *naphte*, qui viennent essentiellement de l'altération que le bois ou toute autre substance végétale ont éprouvée dans la terre.

### *Les infusions acéteuses.*

Toutes doivent se faire avec du vinaigre de vin à la température de l'atmosphère; lorsque l'on fait infuser des plantes, il convient qu'elles soient au moins desséchées à demi, ou mieux encore sèches, parce que l'eau qu'elles contiendraient ne servirait qu'à affaiblir le vinaigre et le charger d'une substance muqueuse qui le ferait facilement se détériorer; souvent même il est nécessaire pour conserver ces infusions d'y ajouter un peu d'eau-de-vie.

### *Vinaigre anti-septique, ou Vinaigre des Quatre voleurs.*

On prend pour le préparer, une once de fleurs de lavande sèches, des sommités de grande et de petite absinthe, de romarin, de sauge, de menthe, de rhue, six gros de chaque; calamus aromaticus, canelle, girofle, muscade, ail, de chaque un gros; bon vinaigre quatre livre. On met dans un vase toutes ces substances préparées, on verse par dessus le vinaigre, on fait digérer à petit feu sur un bain de sable ou au soleil pendant quinze ou vingt jours; alors on tire à clair et on ajoute; camphre dissous dans l'esprit de vin deux gros.

La formule de ce vinaigre a beaucoup varié pour le nombre et la quantité des plantes que l'on y faisait entrer; cependant on y conserve toujours l'ail, l'absinthe, la sauge, la rhue; l'infusion de cette dernière surtout avec l'eau-de-vie camphrée remplace très-bien tout ce mélange.

*Les infusions alcooliques.*

Toutes les *teintures spiritueuses*, les *élexirs*, les *essences*, les *quintessences*, les *baumes*, les *esprits*; quelles que soient les dénominations pompeuses dont on se sert si souvent pour tromper la crédulité, ne sont autre chose que des infusions d'une ou plusieurs substances dans l'esprit de vin dont le degré est proportionné suivant la nature de ce qu'on veut faire infuser et l'objet qu'on se propose de remplir. Le plus souvent il suffit de mettre le tout dans un vase de verre ou de porcelaine et de laisser ensuite reposer à la température de l'atmosphère, d'autres fois de le soumettre à la chaleur du soleil, d'un bain de sable, et de prolonger plus ou moins long-temps; mais quel que soit le degré que l'on emploie, les substances qu'on veut mettre infuser doivent être divisées, cassées, réduites en petits fragments, le vase dans lequel on les enferme doit être bouché d'un liège peu appuyé, ou d'une feuille de parchemin percée; on agite de temps à autre pour favoriser la solution, et lorsqu'elle est complète on tire à clair, on filtre et l'on conserve pour l'usage. Quelquefois lorsqu'il est nécessaire de mettre plusieurs substances infuser ensemble on les met les unes après les autres suivant leur degré de solubilité, ou bien on garde une partie de l'esprit de vin qu'on y ajoute après avoir filtré.

Toutes les infusions différent beaucoup pour la saveur, l'odeur, la couleur, les propriétés : les unes sont simples, d'autres sont composées; elles tiennent en dissolution des substances résineuses, huileuses, extractives, savoneuses, salines, alkalines, sirupeuses. D'autres enfin, des matières métalliques, sulfureuses, etc., etc.

### *Les infusions aqueuses.*

*Teintures aqueuses*, ou simplement *infusions*, dont l'usage est si fréquent, se préparent par la fusion ou le séjour d'une certaine quantité d'eau plus ou moins chaude sur une ou plusieurs substances dont on veut extraire quelques principes susceptibles de rester en solution dans l'eau ; quelquefois il suffit de verser l'eau telle qu'elle se trouve à la température de l'atmosphère, ou de la laisser séjourner plus ou moins long-temps sur la substance ; d'autres fois on doit employer l'eau chaude, souvent il convient de remuer d'agiter les substances soumises à l'infusion ; mais de quelque manière qu'on la fasse, il est nécessaire d'employer des vases appropriés, tels que ceux de verre, d'étain, de grès, de fayence, ou de porcelaine.

Presque toutes les infusions se font pour que l'on puisse s'en servir sur le champ : voyez depuis la pag. 37 jusqu'à 48 toutes celles qui sont les plus usitées dans plusieurs cas de maladies.

*Les infusions vineuses,*

Appelées encors *vins médicamenteux* se préparent, en faisant infuser une ou plusieurs substances médicamenteuses dans du vin ; l'opération est simple et facile, mais elle exige quelque attention sur le choix du vin, le mode et la durée de l'infusion : ainsi dans plusieurs cas il faut employer le vin d'Espagne, celui de Madère, de Malaga, c'est-à-dire un vin qui contienne une certaine quantité d'esprit-de-vin et un principe sucré; d'autre fois du vin rouge de France, tel que celui de Bourgogne, de Languedoc, de Roussillon; quelquefois le vin blanc, mais on le doit toujours choisir généreux, c'est-à-dire riche en esprit-de-vin, bien fermenté, peu chargé de parties extractives, colorantes, et qui ne puisse pas s'altérer facilement; il faut aussi que l'infusion se fasse dans un vase fermé, presque toujours à froid ou au moins à une température peu élevée. Il convient aussi, pour faciliter l'action du vin sur la substance médicamenteuse, de remuer, d'agiter de temps en temps le vase où se fait l'infusion; et lorsque le vin est chargé de tous les principes qu'il peut tenir en dissolution, on filtre et l'on conserve dans des bouteilles bien bouchées; enfin on ne doit les préparer qu'en petite quantité et à mesure qu'on en a besoin, parce que, malgré tous les soins, ils s'altèrent peu-à-peu avec le temps.

*Infusion vineuse de raifort sauvage, vin anti-scorbutique.*

Prendre racines fraîches de raifort sauvage coupées par tranches minces, trois onces; racines de bardane dix gros; feuilles fraîches de cochléaria, de cresson, de beccabunga, de fumeterre et graines de moutarde, de chaque douze gros; sel ammoniac six gros; bon vin blanc deux bouteilles. On coupe, on concasse les plantes à l'exception de la graine de moutarde qui doit rester entière; on met le tout dans un vase de verre, que l'on bouche bien et on laisse infuser pendant deux ou trois jours, à la chaleur de l'atmosphère et en agitant de temps en temps.

*Infusion vineuse de quinquina et de gentiane, vin amer.*

Prendre quinquina en poudre huit gros, racine de gentiane en poudre quatre gros, écorces d'oranges amères deux gros, canelle un gros, eau-de-vie ordinaire quatre onces, bon vin blanc ou vin d'Espagne deux bouteilles; on verse dabord l'eau-de-vie sur toutes ces substances, ensuite le vin et après deux ou trois jours d'infusion on tire à clair et on conserve pour l'usage.

*Infusion vineuse d'absynthe.*

Prendre des feuilles sèches de grande et de petite absynthe de chaque six gros, bon vin blanc deux bouteilles, mettre infuser le tout pendant vingt-quatre heures, couler ensuite avec expression et filtrer pour s'en servir au besoin.

*Le petit lait et sa clarification.*

On met dans un vaisseau de terre vernissé, deux livres de lait de vache, on place sur les cendres chaudes, en y ajoutant quinze à dix-huit grains de presure, que l'on a délayée auparavant dans trois ou quatre cuillerées d'eau, à mesure que le lait se chauffe et se caille, la sérosité qui est le petit lait se sépare des autres substances, qui forment la partie blanche; lorsque le lait est bien chaud et que la partie caséeuse est séparée, on passe à travers un linge ou un tamis, et on laisse égoûter le caillé.

Pour clarifier le petit lait, on met un blanc-d'œuf dans une bassine, on le fouette en y ajoutant une verrée de petit lait, et douze à quinze grains de crême de tartre; on met ensuite le reste du petit lait, et on fait jeter au tout quelques bouillons; lorsque le petit lait est parfaitement clair, on le filtre en le faisant passer au travers d'un papier gris, il passe clair et doit avoir une couleur verdâtre. On le prépare aussi avec des substances qui lui donnent des propriétées particulières : ainsi l'on fait du petit lait acéteux en faisant bouillir sur un feu doux deux livres de lait de vache mêlé avec partie égale d'eau, en y ajoutant une once et demie de bon vinaigre ; et si, au lieu de vinaigre, on met dans le lait bouillant huit onces de vin blanc acidule, on forme le petit lait vineux.

*Les pilules.*

Celles de myrrhe et d'aloës sont les plus usitées; on les prépare de la manière suivante : Prendre aloës citrin quatre gros, myrrhe et stigmates de safran, de chaque deux gros, teinture de myrrhe, suffisante quantité.

On pulvérise séparement l'aloës, la myrrhe, le safran, on en mêle les poudres, on les incorpore en les pilant et en y ajoutant peu-à-peu l'infusion de myrrhe, pour former une masse que l'on partage en pilules de six grains, souvent on y ajoute un gros déthiops martial.

L'aloës est la base de presque toutes les pilules que les charlatans distribuent sous le nom, de *pilules polychrestes, pilules angéliques, de grains de santé, de pilules de Clérembourg.* Mais quelles que soient leurs dénominations, elles sont toutes essentiellement les mêmes, elles ne diffèrent que par quelques additions. Ainsi on associe l'aloës à quelques substances purgatives, telles que la scamnonée, le jalap, la gomme-gutte, des sels, des gommes résines, des substances aromatiques plus ou moins âcres; quelques-unes de ces associations sont utiles et doivent même varier suivant l'objet qu'on se propose, mais très-souvent aussi elles peuvent devenir dangereuses par l'abus et par l'application inconsidérée qu'on en fait quelquefois en abusant de la crédulité.

*Les poisons.*

On regarde comme tels l'arsenic, ses oxides, ses sulfures, tous les sels arsénicaux, la mine arsénicale de cobalt (vulgairement la mine de plomb), les préparations mercurielles, le muriate suroxidé du mercure, les sulfates nitrates, et oxides rouges de mercure;

Les sels et oxides de cuivre principalement le verdet, (verd de gris) les sels antimoniaux, le tartrite de potasse antimonié (l'émétique), le muriate d'antimoine ses oxides sulfurés, vitreux, demi-vitreux;

Quelques sels et oxides d'argent;

Plusieurs sels et oxides de plomb;

Les plantes vireuses et stupéfiantes, la ciguë, la jusquiane, la mandragore, la belladone, l'opium, les stramonium, le laurier amande, l'eau distillée, et l'huile volatile de cette plante; celles qui sont âcres et caustiques, le staphysaigre, les diverses espèces de renoncules, surtout celles des marais, la coque du levant, les plantes drastiques, les tithymales, la gratiole, la clématite, le daphné meserum, l'euphorbe, la gomme-gutte, quelques espèces de champignons; enfin l'opium du commerce.

Accidentellement les acides sulfurique, nitrique, la soude, la potasse caustique, la baryte, et ses sels, peuvent devenir aussi du poisons.

Dans les poisons animaux on ne compte que les cantharides et leurs composés. On a encore considéré comme poison le diamant, la topaze, les hyacinthes, la silicé, le verre, les différentes substances vitreuses réduites en poudre très-fine et même grossière; mais l'expérience a prouvé le contraire.

Dans les poisons gazeux ou aëriformes, on compte le gaz hydrogène sulfuré, le gaz acide carbonique, les vapeurs arsénicales, le gaz nitreux.

Parmi ce nombre considérable de substances delétères, nous ne donnerons que les moyens principaux pour reconnaître l'arsénic et le sublimé corrosif par tout où ils pourraient se rencontrer.

*Manière de reconnaître le sublimé corrosif ou oximuriate de mercure, muriate sur-oxidé.*

Une goutte de la liqueur portée à l'extrémité d'un tube de verre sur un morceau de papier de tournesol lui donne une teinte rouge.

Quelques gouttes de cette liqueur mise dans une petite quantité d'eau colorée avec le sirop de violette lui donne une teinte verdâtre.

Une goutte mise sur une lame de cuivre rouge décapée y produit une tache blanche que l'on fait disparaître ensuite par la chaleur.

Quelques gouttes mises dans l'eau de chaux y produisent un précipité qui est blanc si la quantité de sublimé est petite, et qui est jaune si elle est plus grande.

Quelques gouttes dans de l'eau chargée d'hydrogène sulfuré ou dans une dissolution de sulfure de potasse, un précitité noir, qui frotté sur une lame de cuivre y produit une tache blanche.

Quelques gouttes dans une solution de prussiate de potasse y produisent un précipité brunâtre.

Quelques gouttes dans une dissolution de nitrate d'argent y produisent un précipité blanchâtre; en prenant une partie de la liqueur, en la faisant évaporer lentement on obtient le sublimé (muriate suroxidé oximuriate) crystalisé, et s'il est projetté sur un charbon allumé, donne une fumée blanche piquante et qui blanchit une pièce d'or que l'on y expose.

Pour assurer d'une manière bien précise les conclusions que l'on doit tirer il faut faire les mêmes expériences sur une liqueur que l'on aura préparée en faisant dissoudre une petite quantité de sublimé dans l'eau distillée.

Il convient aussi dans ce cas de conserver une partie de la liqueur que l'on a examinée pour servir en cas de besoin à de nouvelles recherches.

Enfin si la liqueur a été trouvée dans l'estomac d'un cadavre, il faudrait examiner le mode d'altération de l'organe, placer dans sa cavité une lame de cuivre décapée, laver ses parois avec l'eau distillée, et faire sur cette liqueur les essais qui ont été indiqués.

### *Manière de reconnaître l'arsénic.*

Prendre une partie de la liqueur et y verser de l'eau chargée du gaz hydrogène sulfuré, ou tenant en solution des sulfures de potasse ou d'ammoniac; si la liqueur contient de l'arsénic, il se formera un précipité jaune; le précipité recueilli et projeté sur des charbons ardents donne une fumée blanchâtre et une forte odeur d'ail.

Le précipité mis entre deux lames de cuivre rouge décapées que l'on fera chauffer y produira une tache blanche.

En supposant que la liqueur qui contient de l'arsénic fût visqueuse ou albumineuse, il faudrait d'abord l'étendre avec de l'eau distillée, la faire bouillir pendant quelques minutes pour coaguler les parties albumineuses, puis filtrer et rapprocher la liqueur par l'évaporation que l'on peut pousser jusqu'à la dissication; on dissout le résidu avec une certaine quantité d'eau distillée, et on l'examine par les procédés indiqués.

Dans tous les cas qui intéressent l'ordre public, il convient toujours de garder une partie de la liqueur que l'on examine, ainsi que des produits que l'on obtient.

Enfin il faut faire des expériences comparatives avec une liqueur que l'on aura préparée.

*Les pommades.*

Compositions molles formées par une graisse dans laquelle on mélange, ou incorpore, soit par trituration, soit par fusion, ou coction, une substance métallique, ou bien la pulpe, la partie colorante extractive féculente ou odorante d'une plante... Aussi généralement on en distingue trois genres.

1°. Celles qui se préparent en mêlant une substance métallique avec la graisse, la *pommade mercurielle*.

2°. Celles qui se préparent en faisant infuser dans la graisse liquéfiée des fleurs ou des feuilles de plantes odorantes aromatiques. La *pommade de fleurs d'orangers*.

3°. Celles qui se préparent avec le suc exprimé de différentes plantes que l'on mêle avec la graisse et que l'on fait chauffer jusqu'à consomption de l'humidité : les pommades *de ciguë*, *d'énula campana*.

### *Les poudres.*

Très-souvent on emploie les poudres et surtout celles qui sont purgatives comme la suivante.

Prendre feuilles de senné et crême de tartre de chaque une once, scammonée deux gros. Girofle, cannelle, gingembre ; de chaque un gros. On pulvérise ensemble la scammonée et la crême de tartre pendant quelques minutes, on y ajoute ensuite les autres substances aussi pulvérisées et l'on fait un mélange exact.

Cette poudre et beaucoup d'autres analogues sont des purgatifs très-actifs suivant la dose à la quelle on les administre, elles sont la base de cette multitude de remèdes que les charlatans distribuent sous divers noms pompeux, et dont ils cachent très-soigneusement la composition comme un prétendu secret de famille, ou une découverte précieuse due à leurs recherches; pour mieux tromper sur la véritable composition des poudres, quelques uns les aromatisent avec des huiles volatilles, ou les colorent avec du safran, de la cochenille, et y font entrer tantôt quelques sels ou oxides métalliques, tantôt différents ingrédients au moins inutiles et par fois dangereux, et à l'aide de quelques changements dans des formules bien connues ils obtiennent privilège de débiter des compositions dont les effets sont souvent nuisibles lorsqu'on n'en fait pas usage dans les cas convenables.

### *Les ptisanes.*

Mot dont on se servait autrefois pour désigner une forte décoction d'orge qu'on prescrivait comme nourriture ou boisson habituelle dans les maladies aiguës. Aujourd'hui on employe ce mot pour désigner les diverses espèces de liquides médicamenteux que l'on prépare pour la boisson habituelle des malades. Voir toutes les décoctions et les infusions dont nous avons donné les formules.

Souvent aussi on emploie pour boisson habituelle des malades le petit lait, les bouillons de toute espèce, l'hydromel, l'eau miellée, sucrée, l'eau vineuse, la limonade, l'eau de groseilles, l'orangeade, etc.

Ainsi on comprend sous le nom de ptisanes non seulement les diverses espèces d'infusion ou de décoction aqueuse, préparées avec les différentes substances végétales ou animales, mais en même temps les liquides aqueux ou séreux qui peuvent servir à la boisson habituelle des malades.

### *Les sirops.*

Préparation formée par la solution du sucre daus un fluide aqueux dans une proportion telle qu'il puisse être conservé sans éprouver d'altération; on les prépare avec de l'eau pure, avecle suc exprimé des fruits, des feuilles, ou des racines des plantes, avec l'infusion aqueuse ou acéteuse de ces mêmes plantes, avec leurs décoctions, enfin avec quelque liqueur émulsive. La quantité du sucre est toujours double de l'eau.

### *Sirop d'amandes ou émulsif, communément Sirop d'Orgeat.*

Amandes douces récentes et mondées. 3 onc.
Amandes amères . . . . . . . . . . 1 once.
Décoction d'orge mondé et passé. . 16 onces.
Sucre blanc . . . . . . . . . . . 26 onces.
Eau de fleurs d'oranges . . . . . . . 6 gros.
Eau spiritueuse de citron . . . . . . . 2 gros.

La manipulation pour la préparation n'est pas la même ; le plus ordinairement on se contente de faire une émulsion avec les amandes et de l'eau simple ; puis on la met dans une bassine avec le sucre, et on lui fait prendre un bouillon ; mais pour le bien faire, on doit y procéder de la manière suivante :

Après avoir préparé une décoction d'orge, et mondé les amandes en les laissant tremper pendant six ou sept heures dans l'eau fraîche et non pas dans l'eau chaude ou bouillante, comme on le fait ordinairement, on pile les amandes douces dans un mortier de marbre avec une partie de sucre, ce qui est avantageux pour empêcher ou au moins retarder la séparation de la partie émulsive du sirop, et lorsque les amandes sont réduites en une pâte molle, fluide et homogène, on y ajoute peu-à-peu la décoction d'orge, puis on passe avec expression à travers un blanchet, alors on ajoute à la colature le restant du sucre que l'on fait fondre à la chaleur du bain marie, enfin on aromatise avec l'eau de fleurs d'oranges ou de l'eau spiritueuse de citron.

*Le vinaigre.*

Quelle que soit la préparation qu'on voudra faire avec, il faut toujours prendre celui qui a été produit par le vin. Le vinaigre camphré comme antiseptique, est un des meilleurs et des plus usités. Pour le faire comme il convient, on prend, camphre un gros, esprit de vin vingt gouttes, vinaigre fort dix onces, sucre blanc deux onces. On broye, dans un mortier de marbre, le camphre avec l'esprit de vin; on y ajoute peu-à-peu le sucre, puis le vinaigre, et on verse le tout dans un flacon que l'on bouche bien, pour s'en servir au besoin.

FIN.

# TABLE

## DES MATIÈRES CONTENUES DANS CE VOLUME.



28.

§. II. Décoctions.



§. III. Mixtures.



§. IV. Potions.

§. IV. *bis*. DES POUDRES.



PILULES ET BOLS.



LAVEMENTS.

## CHAPITRE IV. *Médicaments externes.*



## CHAPITRE V. *Préservatif contre les maladies contagieuses.* 98

www.ingramcontent.com/pod-product-compliance
Ingram Content Group UK Ltd.
Pitfield, Milton Keynes, MK11 3LW, UK
UKHW012155240726
13966UKWH00002B/362

9 782012 177024